心與身體的真實關係

靈性健康生活

大川隆法
Ryuho Okawa

台灣幸福科學出版有限公司

心與肉體

沒有人會存心想「我要生病」吧。

然而，各地的大醫院，卻像超市一樣擁擠不堪。

與表面意識不同，

人們在潛在意識下尋求著疾病。

事業受挫時；

學習疲勞時；

被人責備時；

蒙羞受辱、名譽掃地時；

自己想要休息卻說不出口時；

自己的能力已達極限或感到自卑時；

有如喪家之犬時；

被周圍之人過高的期待壓垮時；

工作壓力沒有釋放的出口時；

相信悲觀論時；

無法改善生活的紊亂時；

被罪惡意識束縛時……

你已經明白了吧！

疾病的原因在於你的己心脆弱。

強烈地祈求並相信身體定能復原吧！

如此意念會作用於肉體上。

請相信自己在本質上是很強健的。

希望、

信念、
佛法真理，
是提高治癒力的決定性因素。

目錄 Contents

CHAPTER 2

CHAPTER 3

PART 3

Part 1

在心與身體之間建築「幸福的關係」吧！

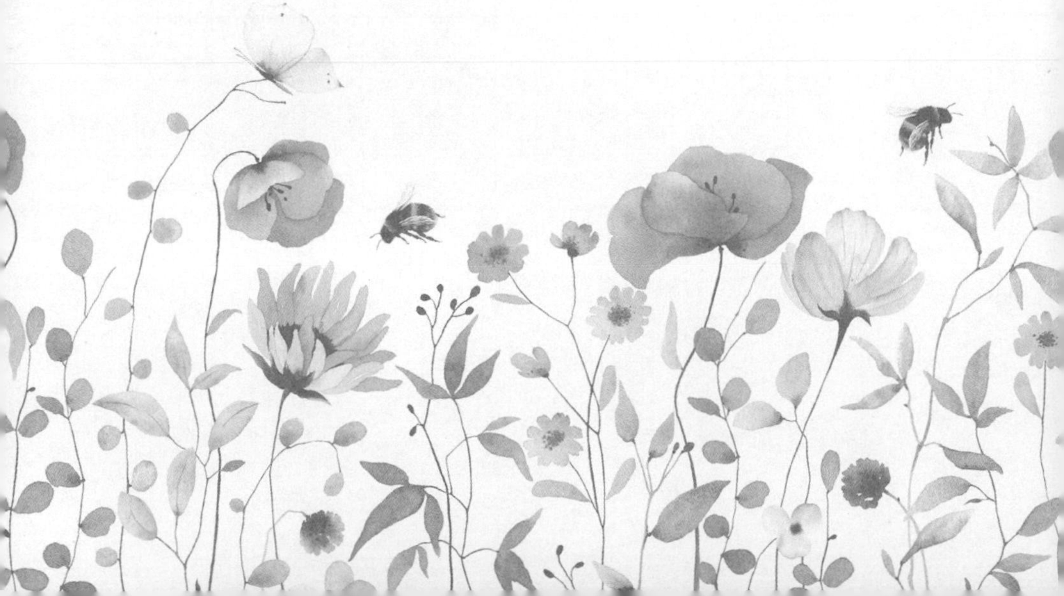

CHAPTER

1

誰都能輕易實踐的「維持健康」的祕訣

1 在當今壓力社會下生存的「健康祕訣」

心與身體互相影響

健康的生活非常重要，可以說千金難換。

調節身體、保持健康的生活，是長久幸福生活的訣竅。如此一來，既不會給他人添麻煩，自己也能喜樂的生活。

生病的人，通常都是做出了勉強自己的事情，或者是沒把健康放在心上。此外，大多數的受傷，都是因不注意所引起的。

重視精神的人，往往會輕視身體。只不過，沒有健康的身體，是很難體會到長久的幸福，必須意識到身體與精神是互相關聯的。雖然在靈界只有「精神」，但在這個世界裡，身體與精神卻相互影響著。心生病了，身體也會隨之生病，反之，身體生病了，心情也會變壞。

現代生活中，因癌症而死亡的人越來越多。實際上所謂的癌症，幾乎也都是由精神上的壓力、煩惱、痛苦所引起的。

人是藉由精神「物質化」而出現的，心的狀況會馬上影響身體，心生了病的話，身體也會隨之生病。

所以並不是只有壞人才會得癌症。

在當代的壓力社會中，人們很難調節自己的心，總是會在不知不覺中，不斷地勉強自己。很多情況下，來自精神上的疲勞、恐懼心、過度擔憂、擔心等各方面的壓迫，而導致肉體生病。

「營養」、「運動」、「休養」三者平衡是健康的祕訣

如果精神狀態欠佳，必然會影響身體。比如「公司破產，債台高築時生了病」，就是一種經常看到的情形。這種情況，就是心比身體先出狀況了。

反之，身體生病了，緊接著也會侵蝕心靈。於是不滿、牢騷會增多，對他人嚴詞相向、遷怒於人、亂發脾氣，引起周圍氛圍的不和諧。身體生病時，心也會跟著生病。

正如佛教中所言：「在這個世界上色心不二，肉體與心一體不可

分、相互關聯。」因此保養身體非常重要。

適當的營養、適度的運動、適切的休養，是身體健康的祕訣。注意營養、注重運動很重要，睡眠不足也不行。

營養、健康、休養，當三者平衡，才能成就健康的身體，這是一個很簡單的道理。

如果身體狀況不佳，就是因為這三者失衡，要特別注意到這三者的平衡。

2 「肉體與靈魂」正如「車輛與司機」的關係

身體變成何種狀態，後天的影響非常大

在孩子身上，來自父母的遺傳基因就像一張設計圖，按照這張設計圖形成了身體。

但是，最終身體是變成何種狀態，後天占了一半以上的因素。

例如，父母都是運動員，體格健壯，不過生出的小孩完全不運動的話，也不可能擁有運動員一樣健壯的身體。另外，即使父母非常

聰明、是知識份子，孩子不努力學習的話，也不可能變得像父母一樣優秀。

所以，即使在一定程度上有設計圖，但最終會成為什麼樣子，仍是因人而異。

熟練掌握「車輛」的性能，提高「駕駛技巧」

用車輛與司機之間的關係來舉例說明，身體就像是車子，而靈魂就如同是司機。

在駕駛車輛時，即使是同一輛車，司機不同，車輛性能發揮的好壞程度也會不同。熟知車輛性能的人，或駕駛技巧高超的人來駕駛車輛的話，車會跑得很好。但如果是駕駛技術不好的人，即使再好的車，也一樣開的不怎麼樣。

另外，車子的種類不同，性能也會不同，即使是性能較差的車輛，如果司機的技術不錯，車也會開得比技術差的司機強。

並且，開車習性、保養方法的好壞，亦會影響車輛是否容易發生故障。

身體也是如此，就像容易出故障的車，若能經常檢修再上路，就不容易發生事故，同理可證，即使帶有容易致病的遺傳基因，如果足夠注意的話，也就不會生病。

3 健康的「投資」與體力的「儲備」

將一定額度的收入用在健康上

為了健康的生活，首先必須要做的是什麼呢？宗教人士可能會感到有些意外，那就是準備金錢，這非常重要。為了健康不可吝惜花費金錢，有這種覺悟非常重要。對此太過於惜財者，日後必將付出更多代價。

必須認識到，對健康的投資是必要的經費。為了讓自己這輛蒸汽火車能正常行駛，這些經費就相當於是煤炭。

換言之，各位要認識到「為了健康而付出的財富，為了健康而花費不是一件壞事」。

各位一個月的收入中，有多少是花在健康上呢？

都市當中的生活，對於健康特別有害。

早晨起得非常早，晚上喝完酒後，非常晚回家，過著如此生活的上班族，一定覺得自己運動不足吧！甚至就像打了生長激素的肉雞一樣，有很多上班族的身材過胖。

這樣的人不惜將金錢花費在打麻將、喝酒等交際應酬上，但是在運動上又花費了多少錢呢？請試著自問自答一下。

很意外的，人們很少注意到這一點。雖然人們會想到「做了多少運動」，但是對於「為了健康花了多少錢」這一點，可能很多人從來沒有考慮過，但從這個觀點去看，就可以有效的管理健康。

比如一個月的收入有十萬元，最好將這十萬元當中的一成，也就是一萬元左右，用於維持健康生活，試著思索、計算一下，這一萬元該如何具體使用。

一個月中，有幾種方式可以運用這一萬元：可以去健身中心、也可以練習體操或游泳，還可以去打上班族非常喜歡的高爾夫球。

也有更經濟的方式，如散步、慢跑。儘管不用花錢的運動對身體更好，但其中若是沒有伴隨樂趣的話，也很難長久維持，就像跳繩便是如此。

所以在金錢上比較寬裕的人，首先要樹立一種態度，也就是

「每個月固定將收入中的一部分，用於健康支出上」。

當然，對於從事體力勞動的人，如果每天身體都很健康，也可以以其他形式花費這些金錢，或者是吃一些平時吃不到的美味佳餚。

首先要有「將收入中一定比例的金錢，用於健康」的覺悟。

若是無法將金錢用於健康，那就試著將時間用於健康

當然，有人沒辦法那般花費金錢，但原則上「若是無法將金錢用於健康，那就試著將時間用於健康」。

比如，比別人起的早，早晨做三十分鐘運動，週六、週日花一定的時間做運動，這些都是很好的方法。

不用花錢的運動也有很多，原則上可從走路開始，此外，像是跳繩、竹劍、棒球、高爾夫的持棍空揮等，都是可以利用器材進行運動的。

在進行這些不花錢的運動中，最好能結交在相同運動上志同道合的朋友。如果都是自己一個人，很容易只有三分鐘熱度，所以要結交一些朋友，互相鼓勵。

4 運動不足的人從「走路」開始

計算一天中走了多少步

對於運動不足的人，我建議首先要從走路開始。

都市人很難確保走路的場所與時間，即便大多數人只能在上下班時間走路，但是如果能充分行走的話，可以振奮自己的精神，走路是運動的基本。

比如，我每天攜帶一個測步計，測量一天中自己到底走了多少步路，晚上睡覺前就將它記錄下來。

另外，每天早、中、晚三次測量體重。

不僅是體重，我就連體脂肪也會測量。即使體重相同，若體脂肪增加的話，肌肉即是減少的；若體重相同，體脂肪下降的話，肌肉即是增加的，我是如此管理肉體的質量的。

對此以前我都不太注意，各種行事活動增多之後，為了增加體力，就得大量飲食，而且為了從疲勞狀態中恢復過來，就必須休息靜養，但吃了很多高熱量的食物後，又加上靜養，必然會使體重增加。

但是，與體重最重時相比，我現在的體重已大幅下降下來。這是在不斷努力，和刻意的控制下，才讓體重降下來的。

體力與知力相互關聯

我在三十幾歲的時候，因為年輕，身體也強健，覺得自己應該不至於會生病。可是一過了四十歲，就感覺到有健康方面的問題，所以便開始思索預防的方法。

此外，我認為「不能給其他人添麻煩，為了長時間持續的工作，必須預先做好準備」，控制體重並不只是單純的瘦身，還要增強體力。為此，我做了不少的努力。

首先，我從每天走一萬步路開始，其次，還做了一些增強肌肉力量的運動。

除了網球、游泳之類的運動外，也做過一些如騎自行車這樣鍛鍊腿部的運動。另外，還做了舉啞鈴鍛鍊臂力的運動。

在十幾、二十幾歲的年齡，雖然還分不清體力與知力的關係，但為了能長時間的學習，保持體力是非常重要的。

5 消除煩惱的小訣竅——瞭解「疲勞預防法」

人的大部分煩惱是由疲勞所致

關於如何活得健康，我有一個特別的祕訣要與各位分享，那就是「疲勞預防法」。人大部分的煩惱，多數是起因於疲勞，如果早晨醒來很清爽，早餐也會變得很美味。如果有這樣健康的身體，即使遇到問題要解決，也不需要多花什麼時間就能搞定。

可是，如果在早上很難起床，覺得早餐沒有什麼滋味，與人見面時也擺著一張臭臉，這種體質的人，遇到了問題，就會覺得那是很大的難題，怎麼樣也無法解決。

因此，為了預防疲勞，消除煩惱是非常必要的。

一個小時中拿出五分鐘做為休息時間

有幾個預防疲勞的方法，著眼於身體的生理作用，給予身體一定比例的休息時間，可以更有效的工作。

人大都無法持續集中精神超過一個小時，即使是集中力很強的人，也只能持續兩到三個小時，但在超過三個小時後，精神集中力就會急速下降。

現今有很多人從事事務性的工作，若是從早到晚都一直做事務性工作的話，效率下降也是很自然的。

能夠讓注意力持續集中，講得保守一點，至多也僅是一個小時。為了能集中一個小時的注意力，花五分鐘左右休息是非常重要的。也就是一個小時當中的五十五分鐘用來工作，五分鐘用來緩解、放鬆精神。

此外，在中午休息時間裡，如果可以躺下，或在沙發上放鬆休息的話，為了下午的工作，大方地讓身體休息很重要。

為了能持續工作——保養好腰和腿

為了在一整天當中都能夠持續工作，身體中有兩個部位特別重要。

一個是腰，如果腰疼就不會有持久的體力，也很難集中注意力。因此，伸展腰部的訓練是很重要的。午休時做做體操，伸展腰部，如果可以的話，就在沙發上躺一躺，讓腰部放鬆。

另一個則是腳，人的體重有幾十公斤，但腳的面積卻非常小。如此小的面積要承受如此的體重，持續站個一小時是很難過的。但是在現實當中，人會用不同的姿勢，連續站幾個小時。所以在站立時，舒服的姿勢很重要，要注意儘量不要讓雙腳過於長時間承受體重。

請各位特別注意腰和腳這兩個部位。

下功夫抑制眼睛的疲勞

另一個非常重要的就是「用眼的方法」，長時間讀書會引起眼睛疲勞。如果眼睛疲勞也會影響大腦，影響腸胃，變得神經質，對很多事物產生被害妄想症。

因此，必須下功夫抑制眼睛的疲勞。

為此，光線是很重要的。保持一定明亮的光線，此外，文字與眼睛之間的距離，要保持在二十公分以上。

儘量避免看小的字體，同樣的書籍，如果有發行文庫本（編

注：方便攜帶的小尺寸書籍）與單行本（編注：精裝本，或正常尺寸書籍）的話，多花一些錢也要買字體大一些的版本。為了保護眼睛，必須長期下功夫。

幸福科學出版社自己所出版的各類讀物，為了保護眼睛，在字體編輯時下了很多功夫。

想要度過知性生活的人，必須重視眼睛的問題。為了能夠長久地運用眼睛，必須不斷地下功夫。

眼睛與腰部、雙腳一樣，使用了一定時間後，就必須要休息。將視線轉向他處，讓眼睛適度的休息，這非常重要。如果能得到充分休息，眼睛就能長時間地工作。

與連續用眼五個小時、十個小時相比，每隔一個小時後就休息一會兒的話，即使是八個小時、十個小時，眼睛也能勝任工作。

腰和腿，還有眼睛，只要在日常生活中充分注意這三個部位，將可以有效地預防疲勞。

專欄①

「心」與「大腦」的真實關係

在現代醫學中，有這樣一種説法：「腦死即是人之死。如果大腦機能完全停止的話，此人就如同死人一般。」果真如此嗎？我想試著探討一下。

從過去到現在這二十幾年，我做為宗教家在世界開展活動。並且，自從我開啟靈性意識，能夠和靈魂世界當中的靈人們對話，也已經過了二十幾年。

這段期間我出版了許多靈言集，將歷史名人成為靈人以後的觀點、思想變成文字，透過書籍，公諸於世。

經過如此眾多的實際體驗，我可以肯定「人並非是用大腦思考的」、「在火葬場被火化後的人，之後還擁有著與生前完全一樣的習慣、思考方式以及個性鮮明的思想」、「人死後依舊有思考能力」，這是儼然的事實，我知道這是真實。

人並非是用大腦思考，大腦具有著像是電腦的管理功能，也就是所謂的管理中心。

因此，這名為大腦的「機器」出現故障的人，就變得無法將自己的想法、思想，透過身體向外界表達。然而，那僅是功能上出現障礙，實際上人並非喪失了思考能力和意識。

我認為這一點是腦死問題中，最值得議論的根本問題。

換言之，人在靈魂、靈體上有著思考中樞，靈體的存在和肉體的生死沒有關係。這個靈魂正是人的本體，而肉體只是「乘物」。

人的肉體就好像汽車，靈魂則是那個司機。

即使汽車出現故障，與「司機已死亡」沒有關係。汽車出現故障後不能開動，從外表看來是司機停止了其功能，但這與司機的存亡是兩件事，靈魂和肉體的關係與這二者很相似。

此外，大腦沒有反應時，並不能說此人完全沒有思考能力、聽不到周圍人所說的話。

所謂的靈體，即使不透過耳朵的功能，也能讀取周圍人的想法。不僅是他人嘴巴說出的話，就連他人心中所想的，也都可以知道。

因此，即使是疾病末期的人，也能清楚地瞭解周遭之人的所說、所想。

CHAPTER

2

從靈性角度所見的「心與身體」之間的意外真相

1「瞑想」可以有效預防癌症的原因

內臟系統病變的原因大多是因為壓力

運動不足以及飲食的影響，是導致生病的一個很大的原因。另外從其他方面來看，現代疾病幾乎都是因壓力而產生，特別是內臟系統的病變，幾乎都是由壓力所引起。

雖然醫生認為導致疾病的原因有很多，但追根究柢，還是會歸結到壓力上。

現代人並沒有依循著真理，過著協調的生活，而且又處於這個商業社會的惡性波動世界中，所以事事都須不斷地操心。

比如，若是工作上出現重大缺失，就會遭到上司的訓斥；若是支票被跳票，公司則會陷入困境等，這些都會讓人非常操心。長期下來，會變成怎樣呢？

肉體中有著等身大小的靈體，不僅如此，內臟也有各自的靈體，心臟有心臟的靈體，腎臟有腎臟的靈體，腸胃有腸胃的靈體，相同形狀的靈體重疊於各個器官。

這些靈體，其感覺方法各自不同，各個器官有各自特有的使命、特有的作用。

比如，腸胃的靈體非常敏感，擁有靈敏的感覺，另外心臟則能察覺更多的事物。

就像這樣，各個器官的靈體，都有各種象徵。人在受到非常大的壓力時，根據壓力的性質，首先器官的靈體會出現損傷。

而由於內臟等各個肉體器官與靈體緊密相連，靈體受損後，不久之後，肉體即會出現疾患。

用愛、反省、瞑想和光明思想來預防癌症

癌症也是如此，首先是臟器的靈體發生問題，進而引起了肉體的病變。這是一種「附身現象」，雖然是局部發生附身現象，但其根源是因為壓力所引起。

因此，請各位務必瞭解到，在三次元的波動中，調和己心是多麼重要的事。

當然也有因為物質的原因，而讓身體變差的情況，但是「壓力」會更容易讓身體變差。換句話說，有效預防壓力，有助於人們度過健康的人生。

預防壓力的方法，即是愛的教義與反省的教義，此外還有瞑想和光明思想。

幸福科學當中有瞑想實修，透過瞑想，可以放鬆內臟各個器官與神經系統，可以預防這方面的疾病。

特別是最適合用來預防癌症，癌症大多是由壓力所引起，為了預防癌症，建議各位能進行瞑想。

2 拋棄「憎恨」，藉由「原諒」來治病

憎恨的情緒常常會引發癌症

很多患有原因不明疾病的病人，大多都抱持著很強的憎恨感。憎恨他人會使身體狀況惡化，而被憎恨者的身體狀況也會變壞。

如果一直帶有「不可原諒」的憎恨情緒，由於精神的作用，體內就會產生病灶。破壞性的想法與憎恨的想法物質化之後，就會產生癌細胞。

就像這樣，疾病會突然地出現。

因此，對於他人，若覺得自己會一輩子憎恨此人，但又覺得如果持續地憎恨，自己也會變得痛苦的話，那就乾脆地原諒對方吧！

為了自己，原諒他人

為了自己，你必須要原諒他人。不僅要原諒自己，也必須原諒他人。的確有很多傷害過自己的人、羞辱過自己的人、迫害過自己的人、侮辱過自己的人，但還是必須要原諒他們。痛苦一年，或者痛苦三年、五年已經夠了。

那些傷害過自己的人，或許現在已經悔改、反省了。此人雖然曾羞辱了你，但在那之後或許已經反省了。

因此，你不應該再繼續憎恨。

即使曾遭受惡劣的對待，成為了痛苦的回憶，但也不能永遠對對方懷恨在心，要知道對方也並非是一個完美的人。

3 「前世」與「疾病」令人感到意外的關係

刻劃在靈魂上的前世痛苦，有時導致了今生的疾病

在前世中是如何死亡的？其死亡的原因，經常會反應在這一世的疾病症狀。

若是前世的疾病或事故等死因，讓靈魂深深地受傷，那麼其痛苦即會刻劃於靈魂之上。即使在今生持有新的肉體，靈魂深處的痛苦仍然會逐漸滲出。於是，在靈體外部的「幽體」就會發生變化，不久，肉體也會出現變化。

前世的影響案例①——有特別明顯胎記的人

比方說，身體上有特別明顯胎記的人，在許多案例中，是和前世的死法有關係。

在前世中被刀槍所殺，或是被箭射死的人，該部位常常會長出明顯的胎記，這也暗示了前世的死法。

前世的影響案例②——患有皮膚病、氣喘、支氣管炎的人

當然，在幸福科學的教義中也曾教導過，皮膚病有時是起因於人際關係，不過若是觀看此人的前世，就會發現有很多情形是與前世的死法有關。

比如，因火災而死的人，由於依然殘留著被火燒皮膚時的強烈感覺，這一世出生後皮膚上就會出現明顯的胎記。此外，也有可能罹患嚴重的皮膚過敏。

而一樣是因為火災而死的人當中，若是因為被濃煙嗆到，最終非常痛苦的窒息而死之人，今生就有可能患有氣喘、支氣管炎等呼吸系統的疾病。

據說有人透過前世催眠療法，清楚地知道了自己前世的死法是如何影響到這一世，當此人清楚明白地知道些事實後，疾病就此痊癒，這的確是令人吃驚。

因為心的原因，才使肉體出現病變症狀，所以修正心這個「原因」，外部症狀自然能夠治癒。

就像這樣，實際上是在前世中被濃煙嗆到，在慘痛的感覺中死去，故於這一世才會罹患氣喘這種形式的疾病。

前世的影響案例③——非常害怕進入水中的人

或者也有一些人非常害怕水，一進入水中就會害怕，害怕游泳池、害怕河流，看到水，心裡就會怕的不得了。

通常，透過靈查，就會知道這樣的人在前世是在水中死亡的。因被水淹、發生水中意外事故、死於洪水等等，前世的死因是因為水。

這種情況下，那恐怖異常的感覺會遺留在靈魂中，即便是到了這一世，看到水也會感到恐懼。

前世的影響案例④——懼高症的人

更加典型的就是懼高症，有些人害怕高的地方，如果上到高處，就會怕的不得了。如果對其前世進行靈查，就會發現到，此人前世死亡的原因，幾乎都是因為從高處墜落。

在戰爭中也有這種情況，或者是從懸崖上墜落、從屋頂墜落、從城牆墜落、從窗戶墜落、被推落摔死等等，在前世曾有過這般墜落的經歷的人，轉生之後就會對高的地方感到害怕。

此外，在飛機失事、空難事故中喪生的人，再次投胎轉世時也會對飛機感到非常恐懼。

就像這樣，靈魂有著前世許多的記憶，進而會讓人回憶起過去的恐怖經驗。

若在這一世當中遭遇到了重大事故，做為「業」而遺留，在下次投胎轉世時，便會容易產生相應的恐怖心理。（請參照第八十一頁專欄②）

前世的影響案例⑤——害怕密閉空間之人

有一些人對封閉的場所感到恐懼，害怕被關起來、害怕小房間、害怕電梯、害怕被反鎖，總之就是害怕會窒息。若是靈查這類人的前世，通常都是窒息而死的。被追到一個無法逃脫的地方，進而遭到殺害。

比如，若是在納粹的毒氣室中被殺死的人，就會對於密閉空間感到特別害怕。

因為那般情況而死了大量的人的情形，這些人會比較快轉生，但轉生之後還是會有很多人留有那種恐懼心。

若一直靈查到更加久遠的古代，患有幽閉空間恐懼症的原因，可以追溯到埃及時代。

在古代埃及，國王死了以後，國王的奴僕、侍女都會伴隨著各種寶物一起被陪葬，被活埋在墳墓中。

為什麼會被活埋？理由是「國王到了另外一個世界後，如果只有自己一個人會很不方便，生活上無法照顧自己，所以也把僕人們一起送到靈界照顧國王」。所以這些僕人就這樣被活埋而死。

這種情況下，因為還不想死，所以這些記憶就會變成業。爾後這種害怕被活埋的恐懼之心，就會導致罹患幽閉空間恐懼症。

前世的影響案例⑥——患有恐慌症的人

在前世中，若在山中行走時，突然間被山上的山賊襲擊殺害，或是在沒有防備的情況下被殺，或是在小巷弄間遇到強盜被殺，或是在家中被強盜入室所殺，在沒有防備的情況下被殺的人轉世時，會產生非常強烈的不安與恐懼心理，形成恐慌症。

如果罹患了恐慌症，卻不管怎麼想都查不出原因，即使追溯到幼童時期，也沒有發生過任何特殊事件的話，通常就是在前世曾經歷過異常的體驗。

4 生命中不可思議的「再生、復原」能力

人原本就有令自己身體復原的能力

人有著能使自己身體復原的能力，只是人忘卻了這種能力。比如，自然界中，蜥蜴的尾巴一旦失去還可以再生，螃蟹的螯被擰掉以後，也可以再生。

螃蟹既用螯防衛，也用它來捕獲獵物，如果沒有螯就不能生存。即便螃蟹的螯構造非常複雜，佛還是賜予了螃蟹再生的能力。

更何況是特別被佛神關愛的人類，所以當人們祈求健康時，人是有著讓自己身體的一部分復原的能力的。

現在的人之所以無法辦到，是因為深受「唯物論」的毒害，自認為自己辦不到。

醫生認為「隨意肌是指可以由自己的意志掌控的肌肉，但因為內臟屬於不隨意肌，所以無法由自己的意志控制」。教科書中也是這麼寫，人們所受的教育就是如此，但其實並非是那麼一回事。

人體的頭蓋骨等骨頭、內臟、肌肉，在這一生之中，全都變化過。即便是經過了一些時間，但沒有不變化的。

因此，若想要治癒自己的肉體，只要抱持強烈的心念，即便速度緩慢，但依舊能治癒許多疾病。

藉由心念的力量，既可以讓自己的身體惡化、產生癌細胞，也可以使自己的身體朝向好的方向發展。

腸胃、心臟、腎臟等內臟虛弱的人，你是可以用意志來改變內臟機能，使其強健起來。

如果是大腦遲鈍想改善，雖然有些困難，需要加強學習，但經由教育，確實是可以使大腦變得靈活。

只要抱持著強烈的心念，是有可能治癒疾病的

人的身體是能夠治好的，雖然要花一些時間，但只要抱持著強烈的心念，就可以治癒疾病。

在那段期間，也必須進行能夠讓自己健康的努力。若什麼都不做，光是希望是沒有用的，能夠做的事一定要做。

比如，每天抽一百根菸的同時，還在祈禱「請治癒我的肺癌吧」，這不是很矛盾的事嗎？應該戒掉的，就要徹底的戒除。

此外，如果是膽固醇過高，就必須要降低膽固醇。少吃高膽固醇的食物，並增加運動量，該做的就要努力去做，同時再意志堅定的想：「一定要將病治好！」如此一來，病情就會好轉。

像這樣的事例很多，請好好地發揮「心念」的力量吧！

現在有很多年輕人，為了矯正牙齒而佩戴牙套，但自己真的是可以讓牙齒移動的。請試著在一年左右的時間內，發出強烈的心念，牙齒就會開始移動。一直集中意念想著牙齒可以動五公分，牙齒便會開始移動。

眼睛也是一樣，佛沒有給予人們那種會罹患近視眼的無能身體，只不過一旦戴上了眼鏡之後，眼睛便開始倚賴眼鏡，導致眼睛的肌肉無法隨心所欲地變化。道理就是那麼簡單，本來人是可以改變自己眼睛水晶體的形狀的。

人體的所有部位都有成長、發展的餘地，因此，疾病也有被治癒的可能性。即便需要花一些時間，但透過心念和實際的努力，是可以治癒的。

5 器官移植是移植了他人靈體的一部分

內臟器官移植引起的附身現象

我們的內臟器官並非僅是單純的一種物質，而是具有靈魂的意識。

心臟，是主宰意志與感情的靈性中樞，如果在死者尚未承認死亡的情況下，將心臟移植到他人體內，此人的靈體將跟著轉移到新肉體，進而產生「附身」的靈性現象。

當捐贈者的靈魂和移植者的靈魂，進入一種共存的狀態時，即會產生排斥反應。在過去的醫學報告中，有許多移植手術後產生排斥反應的實例。

無法前往靈界的靈魂，大多是對世間充滿執著，或是心存憤恨與怨氣，經常藉著到處作怪發洩不滿，也因此，部分器官受贈者家中會陸續遭遇不幸之事。

這就是傳說中「怨靈作祟」的「怨靈」問題，也是從靈性的角度所看到的情形。

現代醫學還遠未開化

看到熱衷於心臟移植的心臟外科醫生們，讓我不免想到古代馬雅文明的景象。

在馬雅文明中，有一種摘除活人的心臟來祭祀神靈的儀式。聽說有幾萬人或幾十萬人的心臟被活活挖出，做為貢品奉獻給神靈。

我不禁想像，莫非現代大多數心臟外科醫生，曾在古代馬雅文明的時期，做著用刀摘出幾十萬人心臟的工作？莫非那些人現在轉生到了現代？

與其說心臟移植是最先進的科學，不如說是返回了古代的宗教儀式。這不就是表示現代醫學還處於未開化的狀態嗎？

只要他們不去理解肉體與靈魂之間的關係，就無法提升醫學的疾病治癒力。

人的靈體也能感覺到痛苦，很多醫生都不知道，在疾病末期持續吊點滴的人，死後，其靈體的手腕上，仍能感受到針孔的疼痛。更何況是在腦死狀態中將器官取出，靈體感到的是何等的疼痛啊？令人無法想像！

請各位必須認識到，現代醫學還處在未開化的狀態。

6 肉體壽命有其極限的理由

現代社會也無法逃避的「生老病死」

靈界才是真正的世界，世間雖然是虛幻的世界，但也是為了讓人修行的世界。

這即意味著，世間並非是一個毫無意義的世界，靈魂透過寄宿於肉體，來表現自己。

但是，這個肉體終究是會毀滅的。

因此，若僅僅只是追求人世間的幸福，是不會得到最後的幸福的。應該要去追求的，是貫穿此世和來世的幸福。

那就是名為「覺悟」的幸福。

如果說釋尊沒有尋求自己個人幸福的話，那是不可能的。佛經中記載著，釋尊曾說過「在追求幸福上，沒有人能及於我」，釋尊一直在追求著名為「覺悟」的幸福。

要知道，只是追求肉體的部分、世間的部分，是無法獲得最終的幸福的。

世間是不斷變化，「諸行無常」的世界。

人不能總是保持年輕健美，隨著年齡的增長，頭髮會變白、駝背、臉上長出皺紋，不久會生病、死亡。生老病死，無論是在兩千五百年前，還是現在，都是無法逃避的。

透過死別的經驗能得到的體悟

現代醫學雖然努力試圖延長人的壽命，但人的壽命終有結束的一天，甚至現代人還經歷著，兩千五百年前的人們所不曾經歷的痛苦。在疾病末期的治療中，在身體上插入很多管子的樣子，在日本被稱為「義大利麵症候群」，以如此狀態活著，我認為非常痛苦。

這意味著「為了延長壽命，而引起新的痛苦」，這是因為醫學本身不承認死後世界的存在，醫學認為生存在這個世界上，就是人的全部。

在人世間，盡可能幸福地活著非常重要，但是，等到超過一定極限時，就應該要學會放下了，人世間只不過是為了前往下一個世界的踏板。

比如，即使小學是一個非常快樂的世界，但也不可能一直當個小學生。到了一定的年齡，必須從小學畢業進到國中。

此時你也許會哭著說「不想與朋友離別」，但還是必須和同學、好友分開，進到國中、高中、大學。

雖然離別非常痛苦，但如果沒有這種體驗，不可能向前發展。活在人世間的人，終要面對死亡這一關，經歷與家人、朋友的離別。

之後進到一個符合自己生前心境、有著自己朋友的世界。這就好比進入一所與自己的實力相當的高中、大學一樣。

因此，對於世間不可太過於割捨不下，必須要認識到「諸行無常」。

7 重度殘障者與患有不治之症的人，是提醒現代人不可過於傲慢的老師

患有富貴病的現代人，必須回到人的原點

現代進步的社會，生活過於富裕，很多人患有富貴病，不是看不起別人，就是欲求不滿，不知道自己的心已經生病了。

我希望這些人能回到人的原點，想想自己應該抱持著何種態度？

世間有太多沒被眷顧的人，既有貧困的人、生病的人，也有天生殘障的人。

雖然會覺得可憐，但這些人卻是世間所有健全之人的老師，他們在教導人們：「生來四肢健全，生在富裕的家庭，是何等的幸福！」

當然，天生殘障的人並非是靈魂邪惡之人，未必如古印度人所相信的，是根據「業的法則」而遭受懲罰，才天生殘障。

在富裕的社會中，這些人的存在，是在提醒著其他人不要走錯路，教導他人哪裡做錯了。這些人藉由讓他人看到自己的不方便，實際上是在引導他人。

身有殘疾之人，是一個「改變身形的觀世音菩薩」

重度殘障的孩子或是患有不治之症的人、那些為生活所困的人，這樣的人有很多，實際上這些人是一個改變身形的觀世音菩薩，世間有很多抱持著如此使命的人。

其中，也有像海倫．凱勒那樣，給世界帶來很大影響的人。

此外，雖然沒有那般的影響程度，但是為了告誡那些驕傲的人、為了使他們覺醒，有些人是過著貧困、痛苦的人生。

當今的社會，有太多人沒有察覺到這些人是老師的身分。不知道尊重這些「做為老師而出生的人」，不是看不起他們，就是愚弄他們，又或者嘲諷他們，完全不在意，真是為這些人感到羞恥。

請試著再具體思索，什麼是愛？

並且，請試著從自己力所能及之事開始做起。

專欄②

人生是一本習題集
——從「業」當中看前世與今生的關係

常言道「人是平等的」，但看不同的人時，還是會感覺彼此的境遇，無論是外在還是內在，都有很大的差異。

若問這種差異從何而來，結論即人是存在於永遠的輪迴轉生之中，在過去世所累積的言行、思想，會對今生造成影響。

若從法則性的觀點來看，「業」既有正面，也有負面。但人們似乎對於「業」，多持否定性的理解。

比如，「今生遭人欺，是由於在前世傷害過別人」、「今生眼睛看不見，是由於在前世傷過別人的眼睛」、「今生行動不方便，是由於在過去世傷害過別人的腳」等等。

於是，就容易產生這樣的想法：「依循因果報應的法則，過去累積的業，就顯現在今生了。」

透過回溯療法看過去世，在某種程度上，確實可以說存在著這種現象。假設將人生當作是一本習題集來考量，其中最特別的問題，其起因不單只是源於今生，很多情況下是在過去幾世就已形成。

然而，我們不能單純地用「信賞必罰」的觀點，來理解「業」的思想。

在過去世曾經殺害過人的人，的確，在今生有可能站在被人殺害的立場，但這未必就是一種懲罰。人在轉生之際，自己能夠選擇自己的人生。有些事必須透過親身體驗才能覺醒，所以有時候自己會挑選嚴酷的環境轉生。

如此，在一個人的人生計畫中，並非都一路順風，當中必定會有讓靈魂得到最高度成長，所必須經歷的過程。人生計畫都是得到了自己的承諾後，才制定出來的。

Part 2

〈Q & A〉對於「身心」有益的建議

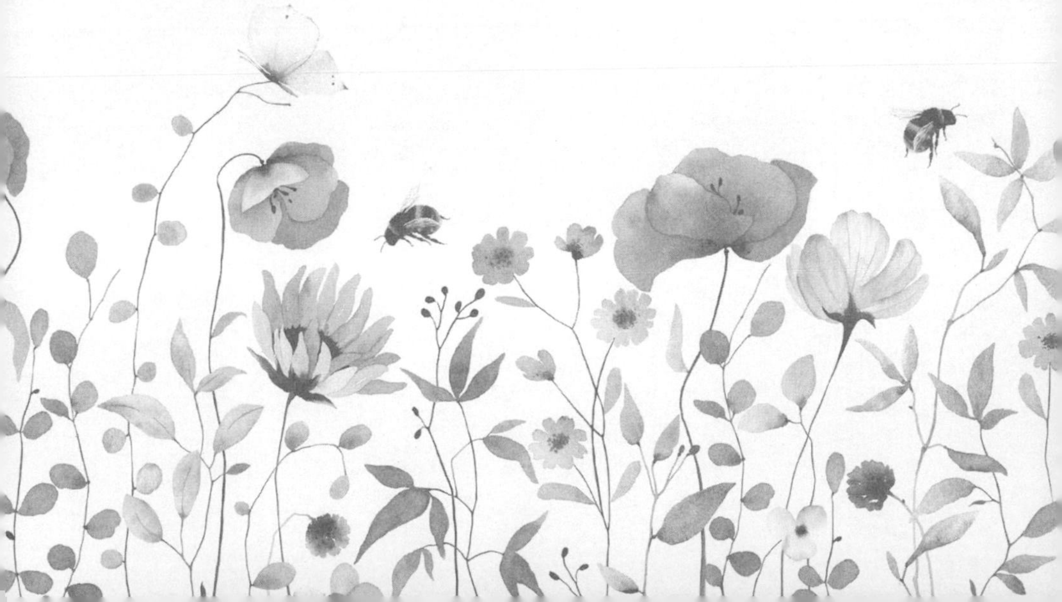

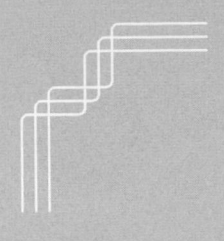

CHAPTER

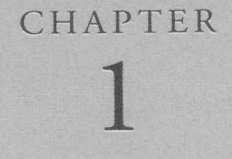

1

療癒身心篇

1 請告訴我輕度憂鬱的起因及對策

據說現在有很多人處於輕度憂鬱的狀態，請從靈性的角度，告訴我輕度憂鬱的起因及對策？

㊟ 首先，若是思索那原因到底為何時，當人們陷入憂鬱狀態的時候，大多都是受到了靈性的影響。

只不過，在此各位必須要認識到，附身而來的靈、造成影響的靈，和被附身之人、被影響之人，其心的波長是相通的。

陷入憂鬱時，會有各式各樣的靈過來，看看來的是怎麼樣的靈，就能清楚地知道自己的心是哪裡生病了。沒有任何「緣分」的靈，是不會過來的，兩者之間必定是有相通之處，此為基本原則。

因此，若是自己覺得有靈障的狀態時，首先請先檢視己心，看看是不是有任何意念會吸引那般靈性存在過來？

輕度憂鬱的對策①——靜靜地回顧己心

此時能發揮威力的是「反省」的教義，輕度憂鬱時的對策，反省即是王道，請試著靜靜地回顧己心。

當其他的靈過來的時候，或者是感覺有些靈障的時候，通常都是自己將錯誤怪罪到他人頭上的時候。一遇到問題，就開始怪罪他人，並一定會開始說「都是那個人不好」、「都是那個人的錯」等等諸如此類的話語。

一旦開始出現這種傾向，請試著好好想想，那到底真的是自己的想法嗎？自己真的是這麼想？還是有人這麼想，並且也想要讓我這麼想？請試著冷靜地思索一下。

當想要指責他人的時候，在脾氣暴發之前，請先冷靜下來，檢查一下自己是不是也應該負責任？自己也有問題？

如果自己也有問題的話，就必須深切地反省。即便要花一些時間，但也必須除去心中一個個的陰霾。若能好好的反省，你就真的能變得堅強起來。

所以說，「反省」是解決輕度憂鬱的對策之一。

輕度憂鬱的對策②——莫慌張，等待時間的流逝

此外，當你處於輕度憂鬱的狀態，不曉得該怎麼辦的時候，有一個方法就是不要慌張。此時，你可能會想要趕緊做些什麼，但若是太過慌張，反倒會越陷越深。

惡靈的附身現象，原則上不會持續很長的時間。這是為什麼呢？因為他們應該待的地方是地獄。

地獄是一個憎恨的世界，是一個被害妄想的世界，是一個對他人

充滿惡意的世界。居住在地獄界的靈，就算暫時地附身於世間的人，但因為世間的波動與地獄的波動不同，長時間憑依在人的身上，他們也會變得很痛苦。

被附身的人雖然很痛苦，附身的靈也是很痛苦，對此請有所察覺。特別是被附身的人如果探究正心的話，附身的靈就會變得更加痛苦。所以請認識到：「雖然自己很痛苦，但憑依在身上的地獄靈也是很痛苦的。」所以這種附身的情形，無法持續太久。

即使沒有充分覺悟到靈界存在的人，一般三個月，長一點六個月，在這段期間，若能過正確的生活，惡靈就會脫離了。一時被靈附身影響而產生的輕度憂鬱，通常不會持續太久。

為什麼不會持續太久呢？因為地獄中的同夥會將他帶走。他們會說：「你要在那裡自己做『好事』到什麼時候啊？」必然會有同夥將他帶回去，所以才會說不會持續太久。

因此，請等待時間的流逝。此時如果貿然地做平常不會做的事，反而會引起不好的結果，所以請靜靜等待。如果有氣力等上半年，情況必定會有所好轉。

輕度憂鬱的對策③——要有「接受最壞結果」的準備

還有一個方法，就是將自己的想法轉換成光明思想。如果老是想著不好的事情，終究會變成惡靈的俘虜。

處於輕度憂鬱，有點靈障的狀態時，有時候人會把每件事都看得很嚴重。即便僅是一丁點大的事，都當成攸關生死、驚天動地的大事情來考慮。

此時，請回復到平靜之心。要如何平靜己心呢？那就是想著：「即便自己命沒了，但『命』還在。」

因為人有著永恆的靈魂，這個靈魂是誰也無法奪走的。人擁有永恆的靈魂、永恆的生命，這個生命是不會消失的。

試著想想什麼是最糟的狀況呢？最糟的狀況，也就是喪失了世間的生命。一般的情況，不過就是家庭關係惡化、被別人嫌棄、被公司革職等等的程度罷了。

但是，永恆的生命是不會消失的。做好最壞的心理準備來面對的時候，很意外地，你就不會動搖了。

一旦下定了決心，不久之後，你應該就能看到「光明的種子」。

在那之前，或許你老是在想不好的事情，但其實也是會有好事發生，不可能一直都是持續壞事的。只要你打算等上半年，實際上不到兩個禮拜、一個月，一定會有好事發生，對此請務必要掌握住。

你必須要好好地培育那種子，當你發現「啊！有好事發生了！有好事出現了！幸福的事出現了」，此時要好好地把握，並加以培育。

藉由擴大幸福的事，來消除不幸的事，這就是所謂「點亮光明，消除黑暗」的方法。

特別是，陷入輕度憂鬱的人，若是很難和自己惡性的一面搏鬥時，就僅用這「光明思想」的武器也無妨。告訴自己：「我現在只要看好的一面！」

若是身邊的人陷入靈障的狀態，該怎麼辦？

以上是解決自己陷入靈障時的一般性方法。

但若是身邊的人陷入靈障時，又該怎麼辦呢？

首先，請先褒獎此人的優點，從這一步開始，效果是最大的。若是一味地指責此人的缺點，此人靈障的狀況一定會更加嚴重。所以請努力講一些光明正面的話語，試著褒獎此人。

以一種和緩、溫和的氣氛，來擁抱此人是很重要的。身邊之人的友情、夥伴們支援的心念是不可或缺的。即便此人獨自一個人無法戰勝惡靈，若是周遭的人開始想要幫助此人，惡靈就會變得沒轍了。

看事情老是看灰暗的一面的人，灰暗之事是數不清的，但若是把焦點放在幸福的一面時，幸福之事就會漸漸增加，對此請務必再多努力看看。

2 過度的減肥會不會帶給身心惡性的影響？

現在有很多年輕女性進行過度的減肥，我很擔心這會不會帶給身心惡性的影響？

答 若是依循著一般的健康諮詢來進行減重的話，那是沒什麼值得擔心的。

但如果刻意勉強自己，極度地斷絕飲食的話，反倒是有可能被地獄的亡者，也就是餓鬼靈附身。

現今的年輕女性，有很多人認為只要瘦就是漂亮，進而追求像竹竿般的體型。為了能夠穿上輕盈的服裝，盡可能地不正常吃飯，僅是吃蔬菜或果汁，好讓自己可以瘦下去。

但是不管怎麼瘦，有時候體重還是會反彈。一會兒瘦到皮包骨，一會兒又拚命地吃，好不容易才減了十公斤，過一陣子卻又胖了二十公斤。

就像這樣，一會兒瘦、一會兒胖，反覆不斷的話，此人就一定是受到了靈性的影響，必定是被附身了。

在適切的範圍內進行減重，當心動物靈等的憑依

在地獄當中有人靈，也有動物靈。

動物所去的地獄是淺層地獄，但動物之所以墮入地獄，幾乎都是因為沒有食物而餓死，或者是被襲擊殺死。因為意外事故，或者是餓死、被吃、被殺等等，那些死於自己預料之外的動物，無法上到天上界，而是進到了動物界的地獄。

在那般世間當中，有些動物靈會試圖靠近人類，並且附身到那個對食物有著異常執著的人，特別是孩子的身上。當被那些靈附身時，就會出現異常的食欲。

這些人必須好好學習幸福科學的教義，並且維持開朗之心、自制

心，也就是學會抑制己心。此外，還要努力、精進，端正自己的生活習慣，過勤勉的生活。對於飲食的量，也要努力控制在合理的範圍。

關於減重，只要是在適度的範圍內進行，就不會有問題，但如果變得過於極端的話，有時就會被地獄的亡者、動物靈附身。

被那般靈性存在附身時，就會出現異常的飲食生活，或者變得像是夜行性動物。特別是大半夜拚命地吃，之後又全部吐出來，不斷重複如此行為的人，幾乎就是被掉入飢餓地獄的動物靈，或者是被餓死的亡靈給附身了。

請自己試著檢查一下，或者請家人、朋友觀察自己一下，若是有稍微感到異常的話，就必須得趕緊規律自己的生活。節制、勤勉、精進，對這些事情多加留意的話，就可以避免被動物靈給附身。

3 請教導我「不被鬼壓床」，能夠安眠的方法

我常常會做可怕的惡夢，或者是被鬼壓床。要怎麼做才能睡得安穩呢？

㊂ 夢見可怕的惡夢時，大多是惡靈在作祟。此外，遇到鬼壓床，身體無法動彈、胸口被壓住的時候，實際上有很多情形是惡靈出來滋事。

在此我來講述，若是半夜遇見鬼壓床的情況時，如何才能順利逃脫的方法。

鬼壓床的對策①——祈禱

首先，是從祈禱開始。幸福科學的會員在遇到如此情況時，都會在心中讀誦《真理之詞　正心法語》、《向主的祈禱》、《擊退惡靈的祈禱》、《向守護．指導靈的祈禱》（幸福科學會員限定經典），向我或者是幸福科學的支援靈團、自己的守護靈尋求協助。

此外，如果手能夠動，就打開燈，開著燈睡覺。室內比較暗時，惡靈比較容易來，可以試著開著燈睡覺。

或者是播放我的法話ＣＤ或錄音帶，這麼做，惡靈會極其厭煩，並會逃開。若是平常就會遭受惡靈附身，這麼做即可以安眠，夜裡若偶有惡靈來襲時，也會有其效果。

鬼壓床的對策②——呼吸法

第二個方法是呼吸法，在身體動不了、不知所措時，為了恢復自己的精神、意識，首先試著深呼吸。

躺著不動也能進行，用丹田（肚臍下方的下腹部）進行呼吸，總之將新鮮的氧氣送進體內。用丹田反覆地深呼吸幾次，很不可思議地，惡靈即會離開。

這就是呼吸法的祕訣之一，在呼吸的同時，光亦會進入體內。如此一來，惡靈便會浮出，離開身體。或者是，惡靈就會鬆開緊掐的手，被壓者瞬間便能獲得自由。

這就是利用呼吸擺脫惡靈的方法。

鬼壓床的對策③——將心轉向光明，反省自己

還有一個方法，就是將心轉向光明。

招來了惡靈，那就表示己心的波長和惡靈的波長相通，所以要試著把心調向另一個完全相反的方向。不好的事情一概不想，讓心朝向光明，只想美好的事情，這也是一個方法。

此外，也有「反省」的方法。胸口被壓著身體不能動，手也不能動，然而頭腦並沒有受到控制，所以可以躺著進行反省。

造成如此狀態的原因，一定是在上床睡覺之前，有什麼事情令你耿耿於懷。

此時，回想一下是否有與自己不和的人，是否你對某人感覺到「真討厭！真礙眼！」「只要那個傢伙消失了就好了！」如果有這樣的人浮現於腦海，並且明白了「哦，原來我對此人還懷恨在心啊」，此時就應該在心中反省自己，向對方道歉。

鬼壓床的對策④——感謝

還有一個方法是感謝。

有一句話是「一日一生」，如果按照這句話去做，即代表一天結束時，自己的壽命也隨之「結束」。

若在此時說出「啊！終於我的大限也到了啊！我應該可以回到喜樂的世界。回顧過去，的確是很充實的一生！真的是令人感激啊！我沒有任何遺憾，即使現在死了，我也很滿足」等等的話語，惡靈聽到了，就會糊里糊塗地離開，這也是一個方法。

今後，若是做了惡夢時，可以試試以上的方法。

不是靈能者的人，或許無法感受到將惡靈驅趕走的實際體驗，但如果是在夢裡面的話，某種程度上是可以體會到的。

惡靈來了、做惡夢了，或是感覺被壓住或被束縛住時，就請按照我所說的方法，逐一試試看，用到了其中某個方法，問題就能解決了，請試試看。

4 生理期情緒不安的我該怎麼辦？

女性在生理期，情緒總是會不安定。在那段期間該怎麼做，才能有效地控制自己的情緒呢？

(答) 女性為何每個月要面對生理期的負擔呢？那是因為在那過程中，對於靈魂來說是可以有所學習的。

關於這個問題，不能只考慮生理期，就連生產、育兒、授乳，這一連串的過程也都要試著思索一下。

女性之所以有別於男性，有著生理期的負擔，進一步說，「懷胎十月」是一件非常嚴肅的事情，在那段期間，沒有辦法妥善地做好其他的工作。

此外，小孩從出生到長大成人，需歷經接近二十年的歲月。除了人類以外，沒有任何一種動物，要花上二十年才能成為大人。一般的動物出生後，就能馬上活動，不消一年，就能夠成年，但是人類卻要花上二十年。

所以人們必須要察覺到，在這當中存在著一個計畫。那即是，佛神在這段期間，試著讓人們知道，女性生出小孩並且加以培育的過程，是一個神聖的工作、不簡單的工作。

從生產到育兒的一連串過程中，靈魂可以有所學習

雖然並非只能透過這種方式能讓人們察覺，當然還有其他的方式，但對於人來說，佛神認為如此過程，有利於靈魂的學習。

雖然就女性來說，生理期會感覺非常地不方便，但佛神希望女性能夠透過克服那般苦難、困難，或者是生理期的不安感，以自覺到「自己在維持人類的生命」、「自己在進行神聖的工作」。

如果沒有生理期，生小孩猶如母雞下蛋的話，女性或許會變得很輕鬆，沒有什麼煩惱。另一方面，「自己在延續下一代的生命、培育子子孫孫，自己正進行著偉大的工作」如此神聖的使命感，就會變得很淡薄吧！

男性也會因身體的狀況而情緒不穩

不只是因為生理上，如果患了疾病，也會導致情緒出現起伏。幾乎沒有任何人生了病，情緒是沒有波動的。此外，男性也會因身體的狀況而情緒不穩。只要傷風感冒了，就會變得消極，感冒好了，情緒也會隨之安定下來。

生理期的現象，是誰也逃避不了的，如此肉體上的不適，只要是活在這個世上，就沒有辦法逃避。

因此，必須考慮如何將那種不適感降到最低，並且能將心情調向好的一面。

試著將焦點放在女性好的一面

女性有著生理期的負擔，「任誰都無法逃避」的這種想法，或許多少是從否定的角度來看待生理期的問題。

但藉由生理期所引起的情緒不穩定，也產生出女性特有的細膩、敏感，此外女性也被賦與了「內觀反省自己」的機會。

再者，從「嬰兒的靈魂寄宿於母體」的事情來看，可以說，和男性相比，女性更加是靈性的存在。

男性除了工作還是工作，一輩子幾乎和靈性的事物都沒有關係，但從「孕育孩子」這件事來看，可以說女性有著一種靈媒體質。因為在女性的身體當中，能夠宿有著其他的靈將近一年的時間，因此所有的女性，從本質上來說皆為靈能者。

另一方面，女性有著天真、敏感的一面。

對此，如果從「負面的角度」來看的話，或許有人會說女性很容易就情緒不穩，但如果從「正面的角度」來看的話，女性是很敏銳，能夠理解很多人的情緒，並且有著品味藝術、美學、文學的能力，女性必須要發現自己有著如此一面。

5 如何克服過去的心理創傷？

有人因為曾遭受過性虐待，而對男性懷有恐懼感，並罹患了強迫症。要如何才能消除因為過去的心理創傷而產生的恐懼感呢？

答 關於解決因為性侵的心理創傷或者是恐懼之心，在近百年來的心理學中有許多的論述。但是就我來看，恐懼之心的原因，有很多並非是來自於今生，而是有更深刻的理由。

如果不針對過去的轉生進行靈查的話，其實是找不到真正的原因的。雖然此人在幼年時曾遭受過暴力對待、遭受過性虐待等等，當然這些也是原因之一，但若是再觀看此人過去的輪迴轉生，就會發現有很多記憶是讓此人感到害怕的。

原因有時起因於前世的恐懼之心

在前世，比如「因為戰爭而死」、「重病而死」、「意外而死」、「遭到別人的背叛而死」，如此經歷的影響會於此世出現。因洪水而死的人，當然對於水會感到恐懼。

突然被暗殺的人，比如在戰國時代，或者自己當武士的時候，曾被他人砍殺而死，此人今生就會有著不明原因的恐懼之心。

雖然也能夠在今生找到相當的理由，但事實上根源的理由在於前世。

「在地震中死亡」、「被落石砸死」、「因瘟疫而死」、「自己的村子被襲擊」等等，若是在前世經歷過許多這類體驗的話，其影響就會殘留於靈魂深處。

但是，如果不針對前世進行靈查的話，光是從今生是絕對找不到答案的。所以在心理學當中，也試圖在人們生前找出原因、契機。

如果現在改變了，過去也會跟著改變

至今，我一直講述如此教義：「雖然過去無法改變，但未來是可以改變的。所以，去改變未來吧！」其實還有另一階段的教義，那就是「如果現在改變了，過去也會跟著改變」。

你看到的過去，是透過「現在的眼鏡」所看到的「過去」，如果現在的你很幸福，無論過去發生了什麼事情，每件事看起來也都是幸福的，各位明白我所講的嗎？

即使過去曾生過病、破產、失戀等等的不幸，但如果「現在是幸福的」，你就會認為「由於經歷過那些事，我才變幸福的」。對你來說，過去的每件事情，都變成了幸福的種子。

然而，如果「現在是不幸的」，你就會認為「都是那場病，我才會變成這樣」、「因為那次落榜，我才變成這樣」、「因為被那個人拋棄了，我才變得如此」、「因為家裡破產，才會變得不幸」、「因為被父親欺負，現在才會變成這樣」、「因為被父母毆打」、「因為被兄弟揍」等等，這些全部都成為現在不幸的理由。

即使有人認為「不幸的原因在於過去」，但如果現在是幸福的，過去的一切都將變成金色。

因此，即便是過去，也能夠改變。

如果現在的你改變的話，過去就會改變。

在經濟上有成就的人當中，有人曾說過：「好險我小時候是貧窮的，因為貧窮所以才會努力想要脫離貧窮，現在才會有如此成就。若是小時候家裡很有錢的話，或許現在就不會有這番局面了。因為過去很貧窮，所以現在才能夠這麼幸福。」若是從結果來看的話，看起來的確是如此。

老是想要從過去找理由，實際上還是太幼稚了。若是能夠讓現在的自己發光發亮的話，就連過去也會覺得變得不一樣。

如果想要在過去找尋自己現在之所以無法幸福的理由，是可以找到很多的。但是，每一件事其實也都可以是「幸福的種子」。

探究過去，思索是哪件事情是其原因，的確這是一種方便之法，亦是一種引導。但若是現在的你改變的話，實際上你就能從另一個角度看待過去。

不只是今生的過去能更改變，就連前世的不幸，也會因為你現在是幸福的，所以會覺得「前世所發生的事件，是為了讓今生能夠幸福的種子啊」！就像這樣，你是可以顛覆自己對過去的定義的，請你至少要有著如此韌性。

既然連過去都可以改變了，那麼要改變未來就更是簡單了。未來是今後的事，所以可以充分地改變。

6 請給「性別認同障礙」的朋友一些建議

我的朋友非常苦惱於「性別認同障礙」的問題。他非常痛苦於肉體和靈魂之間的差距，每天都在責備自己，能否給他一些建議？

答 人轉生於世間有三種類型，一種是反覆以男性之姿轉生，一種是反覆以女性之姿轉生，另一種則是有時是生為男性、有時是生為女性。

最近社會對於「性別認同障礙」進行了廣泛的討論，這問題通常是起因於「至今都是以生為男性，但這輩子生為女性」、「至今都是生為女性，但這輩子生為男性」，也就是現在的自己和過去的性別相反，進而感到衝擊，我想是因為在前世轉生到此世之前，所訂定的計畫出了差錯。

比如，本來在轉生之前，原本計畫好的父母親，結果只生下一個孩子。此時，原本預計是要轉生成男性，結果只能進到女性的軀體，等到出生之後才發現「嗯？我原本應該是男的啊？怎麼會變成女的呢？這下真是頭痛啊！」

這種情況，通常都是在前世沒有好好地規劃轉生的計畫。有些人的計畫很妥善，有些人的計畫則比較含糊，在性別認同障礙的人當中，或許幾乎所有的人都是「搞錯了」，進而轉生為不同性別的人。因此，強烈感覺和現今完全相反的性別，才是自己應有的性別的人，其原因都是起因於靈魂。

性別認同障礙在宗教上並非是疾病

人回到來世之後，靈魂的性別會變成怎樣呢？

比如，今生轉生為女性的人，回到來世之後，直到下一次轉生前，通常都是維持著女性的意識，反之，如果是男性的話，就是持有著男性的意識。

所以，你的朋友或許是在人生計畫中出現了差錯。不過，現今有很多人工墮胎的情形，有很多預料之外的事。要不就是結婚的對象不是原本所計畫好的，有很多條件會是和自己的人生計畫不一樣。

即便是轉生為和自己預期相反的性別，但如果此人的「靈魂兄弟姊妹」有男也有女的話，通常就會予以接受，即便今生是第一次轉生為男性，或者第一次轉生為女性，大部分人都能看得開並予以接受。

只不過你的朋友，似乎是無論如何都無法說服自己。自己的靈魂寄宿在不同性別的肉體身上，我想你的朋友對於這個事實，遲遲無法接受吧！

若是此人的「靈魂兄弟姊妹」全都是女性靈，或者全都是男性靈的情形，只有自己一個人是生在一個不同性別之時，通常就會出現激烈的情緒反應。

只不過，若是從長久的轉生輪迴的角度來看，交錯著男女性別出生的情形，還是比較多的。因為就人生的經驗來說，若沒有體驗過兩種性別，是不夠充分的。

或許你的朋友轉生的性別和自己的預期相反，但對於靈魂來說也是一個經歷，對此要有所覺悟，試著就這麼體驗人生，如果真的是無法說服自己的話，那麼去接受變性手術，亦是一種方法。

有很多人的人生和生前的計畫大不相同

醫生對於性別認同障礙，由於不曉得那是起因於靈魂的問題，所以就對此判定為是一種疾病。

但是，如果從宗教的角度來看，那並非是疾病，只不過是此人強烈地意識到自己原本的性別罷了。

請你跟你的朋友說，基本上就是在這個地方出現了狀況。之後要抱持著何種人生態度，就全部端看自己的選擇了。

對於既成的事實，即便懷恨一輩子，也不會有什麼好事發生，所以還是得看開，不是每件事情都是如己所願的。

比如，身高、體重、外觀、腦袋，我想有很多人都煩惱過：

「和自己所想的不一樣。」

這就表示，有很多人的現狀，和自己生前的計畫是不一樣的。

每一個人對此皆是忍受過來的，所以請不要感到孤獨，好好地努力。

7 從靈性的角度來看人工流產會出現怎樣的問題？

幸福科學教導「人在天上界訂定了人生計畫之後，再轉生於世間」，但若是被人工流產，沒有辦法按照原訂計畫而轉生的靈魂，之後會變成怎樣呢？

答 關於人工流產的問題，原因就在於，幾乎所有的人都不瞭解靈魂的輪迴轉生的機制。

因為人工流產，造成現在的天上界非常混亂，天上界的靈魂們皆非常困擾。雖然想要轉生於世間，進行重要的計畫，但有些人卻被人工流產掉。

即便是天上界的靈魂，對於世間之人的想法、做法，也是無法隨心所欲。世間之人不會按照他們所想的行動。

那是因為佛賜予了每一個人主體性。

比如，在《大川隆法靈言全集 第十四卷》（日本宗教法人幸福科學出版、會員限定）的「紫式部的靈言」中，天上界的紫式部就曾經提到：「我本來預計要轉生到現代，但被人工流產掉了，所以就無法轉生了。」

像紫式部的情形，就是世間雙親的自由意志，和紫式部的自由意志兩者對立的結果，世間之人的意志比較強。

若是被人工流產的話，靈魂會留下傷痕

由於人工流產，現在靈界出現了大混亂。

現今日本，據統計一年就有三十萬的胎兒被人工流產，若是包括沒有被統計到的，據說一年就超過一百萬人，如此一來，靈魂的輪迴轉生的計畫就會出現差錯。

而且，好不容易立下了將來幾十年的人生計畫，要轉生到地上世界，結果卻在母親的胎中就被人工流產掉，這會給靈魂帶來傷痕。並且，當這個靈魂下一次要轉生到世間時，就會害怕會不會又遇到相同

的遭遇。

此外，若是因為生產進而呼吸到世間的空氣，或者，即便是在生產前，但這個靈魂已經持有著人的意識進而在母親胎內成長的話，被人工墮胎回到靈界之後，因為沒有辦法馬上回復到原本樣貌，此人就只能做為小孩的靈魂成長。

此人要成長到大人的意識，若從世間的角度來說，要花上二十年左右的時間。並且和此人有緣的靈人們，必須要照顧這靈性的嬰孩，直到他從嬰孩回復到大人的自覺。這對於靈魂的進化來說是很不利的，所以要儘量避免人工流產。

但是，由於經濟條件及身體狀況，有時也不得不進行流產手術。比如，母親身體虛弱，如果產下小孩就有生命的危險，為了保護母體，有時不得不進行手術，像這種情況的人工流產，並非是不可原諒的。

此時，對於想要生於世間卻無法生於世間的靈魂，希望這靈魂能夠在靈界好好地成熟長大，並且不要留下傷痕於心中，父母親應該要好好地祈禱才行，這是做為人的最低限度的義務。

原則上，最好不要人工流產，但無論如何都得進行的時候，切勿忘記要為那無法順利轉生於世間的靈魂，祈求來世的幸福。

只不過，即便如此，也不應對此太過於執著。

專欄③

愛滋病、流行性感冒等病毒擴散的真相

不管現代醫學研究出多少種治療疾病的方法，新的疾病還是不斷地出現。

比如，有所謂愛滋病的疾病，即便是找到了治癒的方法，卻還是會出現其他新的疾病。

這是為什麼呢？各位讀者知道嗎？

愛滋病病毒是在一九八〇年代初期被發現，然後快速地為人所

知。在愛滋病的病原體上，其實是有靈在作祟的。在那之前，是作祟於鼠疫及霍亂等病菌上。隨著醫學的發展，這些疾病被漸漸地消滅後，經過了一段時間，變換另一種形式，出現了愛滋病。

抑制了愛滋病，接下來還是會出現其他的疾病。它們也是為了能生存下去，進而不斷地奮戰。

不能忽視靈性存在對病原體的影響。

此外，若是觀察感冒或流感，這和靈魂的附身現象非常相似，我認為罹患感冒或流感，和附身現象是有著完全相同的邏輯。

「看到感冒咳嗽的人時，自己的頭也感到不舒服，過一會兒，自己也開始咳嗽了起來。」很多人都有如此經歷吧！從靈性的角度來說，這和被惡靈附身是完全相同的現象。

引起感冒或流感的是「靈」。

這個「靈」到底是什麼呢？

天氣一旦變冷，罹患感冒或流感的人就會開始變多。請試著想想，在那個時候，會出現什麼樣的靈呢？

有想到嗎？那就是蟲子的靈。秋天的蟲子，一旦溫度極速下降就會死亡。在那之後，罹患感冒或流感的人就會開始變多。

這些沒有回到應該回去的世界的蟲子，變成了浮游靈，並形成了一個集團，漂浮在空中。讓感冒或流感擴散開來的，其實就是這些蟲子的靈。

當然還有做為病原體的病毒或細菌的存在，但其本身並非是那麼有害。正是因為加上了靈性的作用，所以才會傳染給那麼多人。換言之，病毒是核心，而蟲子的靈附身於其上，這是真的事。

各位讀者不會覺得奇怪嗎？不管是春天或夏天，病毒一年到頭都存在著，為何到了冬天，就是能夠那麼廣佈開來呢？那正是因為受到了靈性的作用，進而勢力急速的擴大。

感冒或流感的傳染過程和附身現象一樣，此時蟲子們的集合靈發揮了很大的影響。

這就是為什麼感冒或流感，會那麼急速擴張開來的原因。若是只有單純病毒的話，雖然有很多的病毒，但那並非是原因所在。

此外，花粉症也有靈性的原因。

當然，原因之一是因為杉木的花粉，但光是杉木的花粉，是絕對不可能有那麼大的影響力。其中一定有著靈性的影響。

因為高爾夫球場的開發，有很多山坡地被砍伐，或許原本生長在那裡的樹木等等，那些植物的集合靈，產生了很大的影響。

就像這樣，急速擴展開來的疾病，不管是瘧疾或鼠疫，都是遭受到了靈性的影響。對此若完全不知，是無法真正地解決那些疾病的問題的。

即便是消滅了愛滋病，還是會有其他疾病出現，因為根本的原因沒有解決。

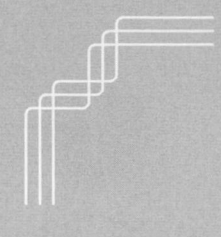

CHAPTER

2

各種疾病篇

1 罹患異位性皮膚炎的原因及其治療法是什麼呢？

我的孩子有著異位性皮膚炎。不管是去看醫生或者是注意飲食，嘗試了各式各樣的方法，都還是無法治癒。

答 在思索皮膚病的原因時，必須要去思考：「關於心，皮膚所象徵的是什麼？是心的哪裡出了問題，才讓皮膚出現了狀況？」

皮膚是遮斷、區分出體內、體外的部分。因此，皮膚的異常，通常是暗示著「想要斷絕內與外」。

所謂的內與外，即是指「自己的自我、靈魂」和「他人」之間的關係。此外，若是小孩子的話，即是「家庭的內與外的關係」。

換言之，皮膚的狀態暗示了「自己與他人」、「家庭的內與外」的狀態，若是在其交界處發生了問題，那麼就會出現皮膚病。

皮膚出現狀況，那表示自己想要拒絕外界。

為何想要拒絕外界呢？那是因為有著「自己會被他人所害」的想法，自己對此出現了強烈的反應。

若是家庭成員中，有人有著那般的心情的話，有時就會反應在孩子的皮膚上。

解決家中人際關係的不協調

或許妳孩子皮膚的問題，是起源於家中的原因，對此請試著思索一下。妳或者是妳先生、其他家人當中，一定有人對於其他家庭成員，感到強烈的排斥或反感，一定有人有著那樣的問題，解決這個問題是非常重要的。

或許妳會感到很意外，但家人之間人際關係的問題，全都會反應在小孩子的身上，小孩子對於這個部分是非常敏感的。

皮膚象徵的是人際關係問題，因此請進行瞑想，並在過程中祈求人際關係的協調。若原因不是出自於妳，那麼請妳的家人也試著實踐。當然還有其他的處方，但就一般來說，這是主因。

2 請告訴我自閉症的原因，以及對待自閉兒的方法

請教孩子有自閉症或亞斯伯格症候群的原因，以及如何正確地對待這樣的孩子。

答 世間當中，有很多研究學者針對許多案例，進行分類、分析。這些研究學者的存在本身是件好事，亦是一種科學的研究態度。

只不過，不管是什麼事情，一旦戴上有色眼鏡去觀看，就很容易

相信自己所看到的就是真實。

比如，小孩被醫生診斷是「自閉症」，那麼家長就會覺得自己的小孩就是自閉兒，不做其他想。

此外，也有許多靜不下來的小孩，被醫生說是「過動兒」，但是本來小孩子就是會動來動去的啊！

但是，一旦小孩子被父母帶去看醫生，一被醫生說「這是過動兒的特性」，往後父母就認為小孩是過動兒，而若是醫生說「你小孩只是很活潑而已」，那麼父母就會認為小孩只是很活潑而已。

不要太在意被診斷是自閉症

據說「自閉症雖然是一種障礙，但不是疾病」，同時也有人說「自閉症是人的某方面機能出了問題，大腦的某個區塊出了問題」，但這些說法不過是想像而已。

醫生其實是不明白其中的真相的。

這個世間當中有各式各樣的人。

「因為會做一些奇怪的舉動，必須要特別注意，讓父母和老師很傷腦筋。」似乎醫生都把這類的小孩視為罹患了自閉症，但這定義也實在是太廣了。

「這樣的小孩要生存於現代的管理式社會中，實在是困難了，將來是很難去找到工作的」，這麼想或許沒錯，確實有其困難的一面。

然而，仔細觀察，變成了大人並且活躍在社會當中的人，實際上每個人都是「怪人」。很好管理的人，大都被當成屬下看待，但在世間中，會開展出嶄新事物的人，大多都是一些怪人，愛迪生也怪、坂本龍馬也怪，我也是很怪。

若是把這些人都套進一定的框框的話，那就糟糕了，所以不可全盤接受醫生的話。

特別是在現代的日本社會中，人們會排斥那種異於他人、有強烈個性的人，人們認為不可以和別人不一樣。

但是，只有那種抱持強烈個性的人，才能夠改變這個世界，能夠打破現狀，使其變化的人，其實就是個性強烈的人。

若是自己的小孩被醫生說是自閉兒，請不要對此感到煩惱，而是要相信「我的小孩只是有著強烈的個性！」如此一來，小孩就會往好的方向發展。

亞斯伯格症的孩子中，有些孩子具備著光明天使的個性

被現在的醫生診斷為「自閉症」的孩子中，將來會有很多人創造出改變這世界的發明，而被認為是「過動兒」的孩子中，也會有很多人成為探險家。

醫生對於孩子的將來，不須背負任何責任，所以他們才會那麼說。

在那些被他人認為舉止特異的孩子們當中，有很多人擁有能改變這個世界的力量。就僅是因為和他人相比，他們的舉止有些奇怪，人們就從不好的方面來定義他們，如此價值觀應該要予以修正才行。

請不要那麼簡單地就去定義那是某種疾病或者是障礙。

在自閉症當中，有一種被稱為「亞斯伯格症」的人，人們認為那是一種高功能障礙。醫生對如此症候群，有這樣的見解：「智商非常地高，但卻是自閉症的一種。」

然而，這是一種天才兒童。

在這世界當中，有太多是天才兒童，且與他人相異的人了。

若是按照醫生的說法，愛因斯坦也是自閉症，也會被分類到亞斯伯格症。把那種大天才，分類為亞斯伯格症，未免也太荒謬了吧！

因此，對於醫生所說的話，不可以太過於認真聽，比方說，「高功能障礙」這種話不可以太過當真。

亞斯伯格症的特徵當中，有許多是光明天使的性格表現。那是一種非常潔癖、正義感強烈，且想要與邪惡戰鬥的個性。

若是按照醫生的定義，過去是抱持著完美主義和邪惡戰鬥之人，或者是在前世是進行宗教改革之人等等，這些人全都是亞斯伯格症，若是照醫生所講的，這些人的功績就全都被顛覆了。

所謂的天使通常都有著潔癖的個性，會想要和邪惡一戰，但就醫生來看，就會認為那是不正常的。

因此，一個不小心，這些人就會被貼上疾病的標籤。

世界上實在是有著各式各樣的人。

人可以藉由「信仰心的力量」改變，請給那樣的孩子的靈魂一些力量吧！

3 小孩天生患有身心障礙，這意味著什麼呢？

有些兩、三歲的孩子，身上就背負了疾病等等的障礙，這也是因為人生的計畫嗎？

答 有很多疾病是起因於「心念」的問題，但有人會認為「兩、三歲小孩的心念應該不會壞吧！雖然個性多少會不一樣，但在那種年紀差別不會太大啊」！

有關這類問題，必須以一般論和個別論來解釋。

就一般論來說，這麼小的孩子，其實反映了家中的狀況。

父母親的心念，會直接影響到小孩。就小孩來說，直到小孩自己出現了「自己」的自覺、感覺到自己是存在的，在那之前，來自於父母親的影響是極其巨大的。

因此，若是說「心」的問題，那就是父母親的心出現了狀況。小孩出現了某些疾病時候，或許是因為父母親的心先出現了某些問題。父母親的心的狀態，有時會反應到孩子的肉體上。

許多疾病的現象，其實是反應了心的狀態。

小孩子生病的情形，一般來說是起因於父母親等等，身旁周遭之人的問題。

海倫．凱勒之所以能鼓勵眾人的理由

只不過，在思索個別的問題時，有些狀況並非是起因於父母親的問題。

為什麼呢？因為有一個海倫．凱勒的例子。

海倫．凱勒幼年時就因為生病，導致雙目失明、雙耳失聰。但是，如果她沒有那般不利的身體條件，就像正常人一樣長大的話，那麼不管她寫了多好的文章，或許人們只會覺得：「才女就是能寫出那樣的東西啊！」又或許她就無法給世界那麼多人帶來勇氣了。

正是因為她克服了那麼大的障礙，所以才給予了眾多殘疾人士希望之光。

如果四肢健全的人對殘疾人士說：「即使眼睛失明，耳朵失聰，還是必須要知足地活下去。」殘疾人士聽了大多會很反感吧！然而，若是這句話是那個透過實際體驗，活出光輝燦爛的人所說的，那力道將是無比巨大。

有些人是為了成為他人的範本，而有著身心障礙

這在《大川隆法靈言全集 第十七卷》（日本宗教法人幸福科學出版、會員限定）第二章中，《歎異抄》的著者，親鸞的弟子唯円，其靈就曾說過「改過向善的原理」。有時高級靈們，會透過「大惡人改過自新」的現象，給予那些與之相似的人，修正錯誤、重新改過的

契機。

如果是天生的聖人、君子所想的大道理，有很多人聽了會產生反感。他們會說：「你只不過剛好就是那種人！你在清水當中過生活就好了！我們像是生活在水溝中汙泥濁水裡的魚，你這住在清流當中的魚，怎麼可能會理解我們的心情呢？」

為了要拯救這樣子的人，在大罪人當中，會有一定比率的人重新改過奮起。

在九〇年代的美國，就有一個強盜頭子的重罪之人改過向善，以 Starr Daily 之名開始講道。

看到這一幕的人們開始覺得：「連那種傢伙都能變成那樣，像我這種只不過是做了一點惡事的人，也一定能夠重新來過！」這是一種引導人們向善的一種「方便」。

比如，有人天生心臟不好，但若是此人沒有消極度日而終了一生，而是即便有著那般障礙，到了一般人不會去的地方的話，那麼這對他人來說便是一道救贖之光。因此，有些卓越之人是會天生帶著某些身心障礙，而轉生於世間。

為了讓世人看到範本，這些人刻意地持有重度障礙而生。

畫家山下清是出身於菩薩界的高級靈

日本昭和時期有一個智能障礙的知名天才畫家，名叫山下清。他就是高級靈，來自於菩薩界。光明天使就是會為了給予身心障礙的人勇氣，才會以那般身姿轉生於世間。

就算是靈界當中的人，有時也會覺得：「光明天使變成那般智能障礙的模樣，真是可憐啊！」但那他們是為了成就更大的事。

對此，縱使世間的人們難以瞭解，但他們背負著障礙拚命努力，是為了成為他人的模範。

所以，對於你所問的問題，我的回答是：「人生是一本習題集。」

一般來說，小孩子的疾病，通常是反應了父母親等周遭之人的心，但除此之外，亦有個別的理由。

就算是偉人，有時亦會生那般疾病。那是為了讓人們得知，在如此艱困的情況下應抱持著何種人生態度，而罹患那種疾病的。

因此，若是現在自己有著某種身心障礙，請告訴自己：「自己也是有著某種使命的！」希望你能夠努力奮鬥。

4 如何才能治好口吃？

我很容易緊張，雖然平常並不會口吃，但是在人前講話或是在眾目睽睽之下，就會開始口吃。請教是否有什麼治療方法？

答 七、八成的口吃是靈性原因所造成的。口吃的人死亡後，其靈魂附身在其他人身上時，被附身的人就會變得口吃。

這個時候的對策，就是和去除掉附身靈的方法一樣，也就是拭去心上的塵埃，並增強己心光明的亮度。

去創造自己擅長的領域，讓自己有自信地去講述該領域的話題

其次，就是針對靈性原因之外的口吃治療法，實際上有相當程度的口吃是可以透過訓練克服的。

口吃的人，大部分都是有著「膽小、過於緊張」的傾向，因此一站在他人面前講話，就很容易不知所措。

這樣的人其實是很自卑的，絕對沒錯，此人對於自己有著相當負面的印象。並且，口吃之人常常感覺「不管是被他人看到，或者是被他人聽到聲音，總之就是很害羞，不想要在人前展現自己，想要躲起來」。

口吃之人所要挑戰的，就是自己如此的心情，關鍵在於你能否戰勝或失敗。

此外，不擅長在他人面前講話的人，都常都是缺乏「說話的題材」。為此，自己覺得自己沒什麼可以跟人分享的，於是就想要消失於他人面前。

因此，對策之一就是，去創造出自己能夠發表的說話內容、講出來也不會覺得害羞的內容。如果能夠做到的話，反倒就會想要在他人面前講話了。

挑戰自己最不拿手的領域

另一個對策就是，勇敢地去挑戰自己最不拿手的領域。所謂的恐懼心，就是你越是逃跑，它就越是追上來，你越是害怕某件事情，這件事情就越是會追著你跑。

因此，若是想克服口吃，那就把自己逼到那個自己不得不講話的立場。

這是極為重要的，不管是多麼脆弱的人，只要次數多了，膽量就會變大，於是心情的動搖就會極端地減少。次數多了，漸漸臉皮就會變厚，在他人面前講話就變得輕鬆自在，別人怎麼想也就一點關係都沒有了。

所以要積極努力讓自己在人前說話，請把心朝向這方面。

只要想要這麼做，前方之路必定會打開。

5 我想要知道類風濕關節炎的原因和治療法

我的女兒有類風濕關節炎，一天幾乎都是臥病在床。請教類風濕關節炎的原因，以及如何才能治癒的方法。

(答) 類風濕關節炎的原因，幾乎百分之百是起因於憑依靈，並且大概都是被動物靈附身於下半身，若是處於一種完全附身狀態的話，下半身就會感覺很冷，甚至身體變得無法動彈。當然，也有附身於肩膀或脖子的情形。

你女兒的情形，我想絕對是憑依靈所引起的。若是她無法反省也無法行動的話，那就只有靠她周遭的人幫她一起努力了。

家人必須要端正己心，增強光明的亮度，藉此，憑依靈必定就會脫落離去。

若是疾病是起因於憑依靈的話，想要予以治療，在某種意義上來說是很簡單的。只要去除掉了憑依靈，疾病就會完全治癒，百分之百有效。

增強家中的光明，創造一個和樂融融的家庭

你的女兒之所以會變成那種狀態，做為父母的你，或多或少應該知道其理由。

將你女兒的人生態度去對照佛法真理，是否有哪方面出現錯誤了呢？如果沒有的話，你或者其他家人、和你女兒有緣之人，有沒有在哪個地方給你女兒惡性的影響了呢？對此請試著思索看看。

有些人的體質比較敏感，屬於靈性體質。這種人即便自己沒有特別做什麼壞事，但若是身邊有著惡靈體質的人，那麼附身在此人身上的惡靈，有時便會附身過來，惡靈會去找家人當中靈性最弱的人。

所以，請先去檢視她本人的人生態度有沒有問題，如果沒有，再

檢視家人當中有沒有人抱持著錯誤的心念或行為。

若是有的話，那麼此人就必須要好好地進行反省。

如果此人無法反省的話，那麼其他家人就得做好模範。總之，就是要增強家中的光明，創造一個和樂融融、溫暖的家庭。絕對不要讓家庭當中刮起冷風，家人之間互相責備。

請告訴自己，要抱持著勇氣，藉由增強周遭之人的光明亮度，將那疾病治癒！請相信那疾病必能痊癒！

6 請告訴我疑難重症的靈性意義

我是一名醫學大學的學生，現在正在醫院臨床實習，患者中有幾位年輕人苦於白血病等重症。請教疑難重症的原因及靈性意義。

答 首先要說的是，白血病等血液相關的疾病，很明顯地是靈性的原因。

什麼東西會對血液產生影響？血液相當於人生命的營養源、供給源，患有血液方面疾病的人，通常是出現了阻礙生命發展與繁榮的因素。

阻礙生命發展、繁榮的因素①——靈魂的業

阻礙生命發展、繁榮的因素可分成兩類。

一個是出生前刻在靈魂中的業（請參照第八十一頁專欄②）。

接下來的話，也許不太中聽，但遺憾的是，在前世中曾危害過他人的生命，有著這類業的人，容易罹患血液系統的疾病。

具體來說，在過去世中，曾看見他人流血的人，或曾奪取他人生

命的人，那般情景會做為靈魂的記憶，刻劃在此人靈魂深處。

對此，如果在靈界當中進行了徹底清算的話，那就還好，但大部分的情形，沒有辦法在靈界進行徹底的清算，為了在世間繼續清算，有許多人為此而轉生於世間。

這些人是為了完全清算過去的心念及行為，所以才訂定這般計畫而轉生。

這樣的人出生之後，就會表現於血液方面的障礙。即便在幼年時期沒有表現出來，但伴隨著年紀增長就會慢慢出現。

這些人在靈魂深處有著「破壞自己」的心念。因為在前世經歷過那般見到他人之血的事件，進而出現了想要虐待自己的心理，而如此心理就衍生出病理現象。

或許各位認為人的身體是自然成形的，但實際上是先有意念而後出現形態，並維持其形態。所以，若是有著想要處罰自己的意念，而且是存在於此人沒有察覺到的潛在意識當中的話，那麼就很容易引發病理現象。

在某種意義上，這類人是很難避免罹患那種疾病的。

阻礙生命發展、繁榮的因素②——惡靈現象

阻礙生命發展、繁榮的另一個因素，就是惡靈現象。

如果被惡靈附身，常常就會出現與那個靈的死因相同的症狀。

比如，因核子彈爆炸後遺症等血液系統疾病而死亡的人，死後

變成不成佛靈，如果被這樣的不成佛靈附身，就會出現與之相似的症狀。這是因為人的意念，有著形成物質的力量。

身體內的病理現象，幾乎都是以這種形式出現。在自己的身體中，雖然也有擊退這種惡性物質的機能，但如果加上了靈性作用的話，那機能就會減弱，進而惡性的東西就會繁殖起來。

現在有各式各樣的疑難雜症，並且新的疾病也不斷地出現。

疾病是具有方向性意念的表現，意念朝向何方，身體就會出現相對應的反應。即使用醫學藥物治療，堵住了某個出口，但是疾病還會從其他出口出來。

比如，過去非常流行的鼠疫和霍亂被消滅後，就又出現了愛滋病。（請參照第一三四頁專欄③）。

只要疾病的意念始終存在，終究就會以某種形式表現出來，治好一個疾病，另一個疾病就會出現，再治療好了，就又會出現另一個。

魚鱗病等奇病，大多是由動物靈的集合意念所引起

不可思議的是，現代社會中，皮膚方面的疑難雜症非常多，這是為什麼呢？

在現代非常發達的都市社會中，有很多生存於大海和河流的動物們，變得無法生存。這些因為公害，生態被破壞，變得無法生存的動物們，之後會變得如何呢？

不管是魚，或者是其他的動物，基本上牠們亦和人類一樣有著喜

怒哀樂的情緒。因此，也能夠感受到幸或不幸。所以對於那很多同伴的生命，被毫無理由地剝奪，無法生存的事態，會感覺到很憤怒，進而形成了憎恨的集合意念。

比如，有一群因為公害，而變得無法在河川棲息的生物，這些生物們皆是非常痛苦地死去。此外，在臨海工業地區的海岸上，也發生相同的情形。

於是，住在這些地區周遭的人們，有時就會罹患皮膚像魚鱗一樣的魚鱗病。這種疾病，基本上都無法在醫院治癒，這都是由於集合意念所引起。

肌肉萎縮症的兩個原因

此外，還有一種名為肌肉萎縮症的疾病。

其原因也可以分為兩種。

一個是來自前世的影響。

引發這種肌肉失去力量的疾病的業，是從什麼時候開始生成的呢？大致推測，這是因為做了侵害他人身體自由的事，從而發生的反作用。

實際上去觀看這些病人的前世，有很多人都曾經剝奪過他人身體的自由。

這些事在戰亂時期經常發生，對於那些因為戰敗而受俘的俘虜，曾經課以苦役、懲罰俘虜使其受傷的人，這些人不僅肌肉會萎縮，其他肉體的障礙亦是其業的表現。

要不就是起因於靈性的原因，被動物靈附身到四肢時，大多就會出現那般症狀。

也有人為了引導他人，計畫要過著殘疾的人生而轉生於世間

當然，不能全以「業」來解釋所有的問題。也有像海倫·凱勒那樣，帶著崇高的目的，依計畫要過著殘疾的人生，進而轉生至世間的人。

殘疾之人當中，有很多人在進行菩薩行。

比如，坐輪椅的人當中，有人很活躍於社會上，當然也會有人怨嘆為何會如此倒楣，但也有人是有了某種程度的覺悟，進而描繪出那般命運。

就像這樣，為了要鼓勵他人、給予他人生存的意義、喜悅、勇氣，有些人刻意選擇了一副有障礙的肉體。

從靈性來看那身姿，僅是暫時的，有人是為了積德，而選擇了那種身姿。

在離開世間之後，肉體的障礙即會消失，進而回復到自由自在的樣子。

斷絕掉負面的意念，活在正面的想法中

雖然沒有辦法涵括到所有，但一般來說，罹患了疑難重症的人，其原因大致上就是以上三個種類。

一個是在前世，自己創造了那疾病的原因，一個是因為惡靈的作用所造成，另一個就是有著某種使命，自己所選擇的。

其原因大概就是這三個種類當中的一種，不過在幸福科學中有一個理論，那就是「自負責任的原則」，因此罹患疾病的原因，大致上是起因於第一個或第二個原因。

第二個「受到了惡靈的作用」，說到底還是自己的「心」的問題。在我的著作當中，常常提到在心的世界當中，存在著「波長同通

的法則」，自己的心所發出的波長，相通於和那波長相同的世界。

因此，若是遭受到惡性靈性波長的影響，其原因其實就是在自己。

雖說原因是在自己，不過其內容是相當複雜的。

當然，有時候是因為家人的種種煩惱或問題，但不管怎麼樣，是自己吃下那「毒」的，這部分如果不解決，就無法切斷靈性的作用。

既然有波長同通的法則，只要波長不相同了，那麼就不會和惡靈相通了，所以患者必須要讓自己的心改變成不同的波長。

而那種波長即是高級靈的波長。

為了讓自己能有高級靈的波長，就必須要讓開朗、積極的想法、希望、愛、勇氣等等充滿於己心。換言之，就是讓己心轉向到完全不同的方向，斷絕掉負面的意念，活在正面的想法中。

此外，若是家庭當中有著疾病患者的話，全家人一同努力的話，是可以讓家庭發光發亮的。

七、八成的疾病，幾乎是起因於「心」。

首先，請看看自己的心是哪個地方出了問題，接下來就是要努力去調整。

7 請給予失明的我「心靈指針」

我是後天失明的，今後究竟要以何種心境生活下去才好呢？

答 人有著各自的痛苦，你有你的痛苦，在你看來，或許你會羨慕我，但我也有我的痛苦。

通常人在看到他人的幸福時，有時就會覺得只有自己背負著痛苦的十字架。並且會容易認為：「和他人相比，自己有著很大的障礙，如果沒有這些障礙，自己就可以和其他人一樣幸福了。」

然而，當自己的周遭環境，或者是性格、體力、能力等部分，若是和他人有極端相異的時候，不可以把那些都當成是一種煩惱，並且一味地想要從中找到出口。

在那些煩惱當中，其實有著解開你人生習題集的鑰匙，對此不可不知。

不是逃離苦難，而是從中找出光明

對你的靈魂來說，「失明」是一種促進你進步的材料。

或許在今生當中，你不清楚失明對你來說有著何種意義，但藉由那不自由的肉體，你可不是深切地體會到「身體健康是一件多麼幸福的事」？

就像人常說「生病之後才知道健康的可貴」，四肢健全的人、眼睛看得見的人、耳朵聽得到的人，對於健康的可貴是很難察覺的。

腳無法動的人、沒有手的人、眼睛看不見的人、耳朵聽不到的人等等，現在世間中有很多的身體是不自由的。在那些人當中，在過去的轉生輪迴中，有人是有著某種身體的業。

而就你的情形，你的靈魂必須要去實際感受「眼睛能夠看得到，是多麼值得感激的事啊」！

發現自己的「人生習題集」中所隱藏的意義

我可以透過靈查，追溯此人過去五千年、一萬年，甚至很久之前的過去世，但若是一個一個去探究，是沒完沒了的。

不管過去世如何，人必須要把今生視為自己被賦予的習題，努力去思索應該要如何去解答這本習題集。

雖然每個人的習題皆不一樣，但是習題的內容皆是符合此人的靈魂程度。

不要只是想要逃避問題、不想要去解題，而是希望你能夠去找出潛藏在這問題背後的意義。

即便是有著「失明」的障礙，還是希望你去思索要如何下功夫，才能讓自己度過光明的人生。如果從眼睛正常的人來看「那個人都可以過得那麼精彩，那我也要努力才行」，那麼你的人生就成功了。

在被賜予的條件中，研究如何能度過「最良善的人生」

即便身體不自由，但回到來世，就會痊癒了；即便眼睛看不見、耳朵聽不到，到了來世就能治癒。不自由的，僅是在世間這僅僅幾十年的時間而已，真的是如此。

即便在世間是扮演那種「角色」，但在那其中有著修行意義。

不要去想如果能治好這疾病，自己就能幸福了，而是要試著去研究，如何才能夠度過最良善的人生。

或許你必須要靠旁人的協助，但你應該是可以回報他們的。希望你試著不要往負面想，努力往正面想。

雖然肉體的眼看不見，但至少「心的眼」是看得見的，用心的眼應該是可以看見真理的。若是嘴能動那就用嘴，耳朵能聽那就用耳朵，你應該是可以活出「正面的人生」的。

那亦是你被賦予的習題，請你試著在這一世用自己的力量去解題。

那習題的模範答案，將會在你回到來世後公布。屆時，你必定會被告知，你為何要進行那番修行，在那之前，請你務必努力去解開你自己的人生習題集。

專欄④

學習佛教的人比較容易長壽嗎？

若是幾年、十幾年，皆持續進行深度思索的話，的確會較為長壽。宗教家若是修行不足、學習不夠，沒有什麼可以傳授的話，大部分就會比較早身故，如果沒有什麼東西好講，就會死了。

比如，親鸞到了九十歲，其知力一點都沒有衰退。他之所以能夠活動到九十歲，是因為他在年輕時的二十年間，徹底地學習佛法。正是因為有了那般知力，所以才能持續活動那麼久。

親鸞曾說「不需要讀經」、「不需要學法」，學習親鸞教義的人，會認為他所做的和所說的不一樣，但親鸞本身真的是非常熱衷於學習，他在比叡山做了二十年的學問。

而釋尊的教義法門眾多，據說有八萬四千法門。講述這些眾多的法，需要耗費很多時間，因此，釋迦牟尼不得不長壽。

另一方面，看了耶穌的教義之後，因為那般激情的教義，所以耶穌無法活盡天壽，長久地持續講述下去。

在宗教的學者當中，研究佛教學、印度哲學系統的人，如果活到七十歲或八十歲就去世的話，這些人會被說是「夭折」。「八十歲就過世了，才這麼年輕就……」這樣的話，是針對研究印度哲學系統的人所說的。這類系統的學者，有很多大概都是活到九十幾歲。

那麼長壽的原因之一就是大量的學習。佛教學系統中，有著非常多的經典，所以不管怎麼學都學不完。想要去讀大藏經，是很難全部學完的。

另一個原因就是，佛教是教導安穩己心的教義，所以每天讀誦經文，過規律的生活，心情就會比較穩定，不容易生氣，於是就能夠長壽地活到九十歲。

幸福科學的教義也很多，教義眾多是一件好事，這也意味著學習教義者能夠長壽，對此請有所認識。

CHAPTER

3

看護、照護心得篇

1 請告訴我在照顧病人時，應該留意些什麼？

在照顧因為生病而情緒不安的病人時，應該留意些什麼呢？

答 站在需要照顧病人的立場上的人，需要針對「話語」研究。醫生常常會被追究醫療的責任，所以經常會先講最壞的情形。如果跟病患的家人說能夠治好，但最後病患若是死掉的話，醫生就會被追究責任，所以他們才會先說「或許有點危險」。遇到要動手術的時候，也是講「成功率只有五成」、「沒辦法保證沒危險，如果覺得那也沒關係，我就動手術」。

的確，如果說「能夠治好」，但有時也會出現危險，醫生一旦曾有過那樣子的經驗，漸漸地就會變得比較悲觀。

和病人說光明的話語

但是「話語」是有著力量的，在面對病人時，有必要講比較光明的話語。

如果被醫生說「你要死了」，那就真的就活不久了。如果醫生再和病患的家人說「他沒多久時間了，最多就三個月」，那麼每個人就會真的當真，情況就會真的變成那樣。

但相反地，如果對喪氣的人，僅僅是講一句光明的話語，那麼他的色氣就會突然變好，也會變得比較有元氣，如此例子不勝枚舉。

在面對病人的時候，必須要訓練自己，要有著「一定要讓眼前的人康復起來」的氣概！

如果醫院聘僱我的話，那麼光是我在病房繞一繞，和病人講講話，患者的病情就會大幅好轉，病人就會越來越少。

將生命力注入病人的心

人並非是物質，是靈性的生物，人的身體很大程度受到心的作用。因此，若是將生命力注入病人的心的話，疾病就會痊癒。

人體有著相當大的自然痊癒力，但若是自己的心，淨向往壞的方向、疾病的方向去想的話，就一定會創造出疾病來。

若試著分析病人的心，就會發現盡是不符合真理的心。抱怨、不平不滿、嫉妒、揶揄、憎恨、怪環境、怪他人之心，盡是這些想法。其實，搞壞自己身體的，是自己的心。

藉由改變己心，病情就會大幅改善，所以必須要照料病人的人，對此請多加留意。

2 要如何面對失智症的母親呢？

我現在正在照顧八十二歲患有失智症的母親，請教我要如何面對她才好呢？

答 從你母親的年齡來看，罹患失智症也是不足以為奇的。不能說罹患了失智症，就無法前往天上界。

或許是大腦當中出現了損傷的部分，靈魂的想法無法正常地傳遞給身體，進而讓身體無法活動。

歸天後不久，送給我俳句的幸福科學名譽顧問善川三朗先生

我的父親是在八十二歲時過世的，因為腦部患有腫瘤，去世前七個月，有一段時間意識不是很清楚。

但是，在他過世之後，成為靈的一兩天內，就寫了俳句，以靈性訊息的方式送給了我。那首俳句刊載於《善川三朗的靈言——歸天說法①》（大川隆法著，日本宗教法人幸福科學發行）。

就像這樣，即便那個讓肉體得以活動的「機器」，也就是大腦受傷了，無法正常運作了，靈魂還是正常、和原本一樣的。

家父的靈的樣子，死後過了一、兩個月，變回到六十五歲左右時的樣子，之後又更年輕到四十幾歲時的感覺，一直不斷地改變。

靈魂還是完整的，你的母親也是如此。或許最後會有一些痛苦的感覺，但在過世之後必定會有很大的解放感，並且感受到非常大的幸福感。

回到天國後，能夠品嘗到蟬羽化時的幸福感

照顧年長者的人，常常會聽到長者說「腳沒法動，只能躺在床上」、「癌症好苦、好痛」、「腦袋不靈光了」、「我明明還很正常，但其他人卻不這麼認為」等等，這樣的經驗，每個人到了晚年皆

會經歷。

然而，回到了來世之後，就會像蟬羽化了一樣，品嘗到如此感覺：「啊！真是輕盈啊！真是幸福啊！」前往天國之人，死後即會有幸福感，與前往地獄的人不同，進入天國之人能品嘗到幸福感。

如果罹患了失智症，有時會給家人帶來困擾，我想她本人也會感到很痛苦，並且她在心中也正在和家人道歉。

雖然在那段痛苦的期間，家人會很傷腦筋，但對於她本人來說，等到回到來世之後的幸福感，必定會是很強烈的。

透過照護，家人被賦予了「實踐施愛」的機會

對於進行照護的家人來說，或許是有某種義務須透過照護來償還，又或許「自己日後也需要他人的照護」，但不管如何，家人皆是在實踐施愛，忍受亦是一種施愛。

此外，如果有人在晚年罹患了阿茲海默症，也並非是此人的人生出現了什麼錯誤。

人的肉體在做為「機器」的一面，總會有許多地方逐漸變弱，頭腦的機能有時會變得不靈光。

即便如此，此人的靈性還是完整的。因此，周遭之人所講的壞話，此人靈魂聽得到的可能性很高，所以必須好好謹慎自己的言行舉

止。

你的母親回到來世的時間，或許已經決定好了，但在那之前，你被賦予了一個鍛鍊的機會，考驗你是否能盡心盡力地施愛。

即便肉體出現了問題，但不會因此而上不了天上界，對此不須太過擔心。

3 照護癱瘓在床的婆婆，實在是精疲力盡

外子的母親在一年前身體就不舒服，幾乎一整天都是臥病在床的狀態。我要照顧小孩，又要做家事，還要照顧病人，在肉體上及精神上實在是非常疲累。若有任何指針，請您賜教。

（答）長久來看，一生當中家裡沒有出現病人的人，或許幾乎是沒

有的。疾病、事故、災難，以及因為上述原因的死亡，這些是在人生當中必定會面對的事，有時人們不得不站在那痛苦傷悲的懸崖上。

現實當中家中有病人，每天從早到晚都需要予以照料的家庭，想必氣氛是很灰暗的吧！

然而，我認為不可以太過於把焦點，只放在灰暗的一面。

人的本質是靈魂，而這個靈魂現在寄宿於肉體當中，轉生於世間修行。即便這個肉體因病而痛苦，但靈魂本身離開了世間，回到了靈界之後，還是會還原到本來完整的樣子。

即便在妳的眼中，她似乎遭逢了地獄般的痛苦，但她離開了肉體，變成了靈魂之後，即能進到那自由自在的境地。

既然是如此，即便因疾病所苦，最終會因疾病而離開世間，但死後的事情遠比現在的事情還重要。活在這個世間的時間，是為了要回到來世的準備期間，亦是為了回到來世的預習。

因此，不管是降臨了什麼樣的問題，都要把這個問題，視為對自己的靈魂來說是有利的。這對照顧者來說，或者是被照顧者來說，都是很重要的。

痛苦或悲傷是為了讓靈魂發光的「砂紙」

對於因為照顧別人而疲勞的人，我不想說太過苛刻的話，但對於此人來說，處於家中有病人的嚴峻環境中，如何能夠開朗、光明，活於希望之中，是一個讓此人靈魂發光的試煉。

若是能把所有的痛苦、悲傷，當做是為了讓靈魂發光的砂紙的話，那麼就能夠克服所有的痛苦、傷悲。

倒不如說，在身處那般傷悲之時，靈魂才會大幅地飛躍，唯有在那般時刻，人謀求拯救，進而才會出現顯著的飛躍。

雖說家裡有病人，但也請不要把這件事當成是自己不幸的理由，要感謝自己因此得到了靈魂修行的機會，並且在那過程中，好好地磨練己心。

疾病，也是一種讓人知道什麼是真正的愛的機會

家庭中出現病人時，其實是讓你思索何謂施愛、奉獻之心的機

會。所謂的愛，其基礎伴隨著「忍耐和寬容」。

一切順利的時候，是可以很容易地愛對方。好比先生事業成功的時候，自己可以很容易地愛先生；太太容貌美麗的時候，自己可以很容易地愛太太。但若是當先生事業失敗時，太太美貌不再時，那就會變得沒那麼容易地去愛對方了。

然而，若在此時還能夠愛對方的話，那麼在那愛的背後，一定存在著忍耐和寬容之心。

對待病人也是一樣。長久以來感情很好的家人，突然有一天發生不幸之事時，付出耐心及忍耐予以照料是很重要的。

此外，生病的一方也不要怨恨自己的命運，要深深地思索，自己為何會處於這種必須要接受他人的愛，才能生活下去的立場？並且為了讓照顧自己的人能夠變得輕鬆，看看自己要以何種心境，才能讓周遭的人感到快樂。希望生病者能夠早日地讓己心處於安詳的狀態，放下悔恨之心，並且專心地療養疾病。

若是回到了來世，自己曾經歷那般與疾病搏鬥殊勝的日子，靈魂離開肉體之後，必定會回到光輝閃耀的天國世界。

不要憎恨命運，將一切所有皆視為自己的靈魂食糧時，真正的幸福就必定在閃爍發光。

專欄⑤

預防心臟病，先從改變生活習慣做起

日本人的死因很多是心臟病，而心臟病幾乎是因為生活習慣所導致的疾病。攝取過多油膩、高卡路里的食物，又沒有充分運動的習慣，就常常會引起心臟病。

和靈障不同，由於是肉體所造成的原因，所以只要看此人的生活習慣，就能夠預測是否會罹患心臟病了。

若是覺得這樣下去，自己會因為心臟的疾病而死，那麼就透過意志的力量，努力去改善生活習慣。

在食物上，必須要控制攝取高脂肪、高熱量的東西。酒精類的飲料也含有高卡路里，所以若是飲酒過量的話，就必須要努力抑制。

有些人或許認為酒類是水分，所以沒有關係，但酒類的確有著高卡路里，若是一直過飲酒的生活，每天卡路里的攝取量一下子就超過三、四千，最後身體一定會變差。

心臟病是由於生活習慣所造成的，想預防心臟病，從三十歲左右就必須要開始努力。人到了三十歲左右，身體就會開始老化，所以必須趁早養成適度運動的習慣、控制營養、學習維持標準體重的方法，以及學會如何放鬆。

專欄⑥

透過調整「呼吸」去除靈障

觀察惡靈的附身現象，惡靈附身之處，大多是肉體上血液循環不順暢之處，或者是疲勞素累積過多之處。

若是頭部的話，常常可以看到憑依於後腦勺的例子，或者是脖子、肩膀、腰部等痠痛的地方，惡靈會找出可以憑依的點，進而附於其身。

因此，經常屬於被附身狀態的人、容易被惡靈附身的人、外出之後感到非常疲憊的人、一到人群擁擠的地方，就覺得疲累想要休息的人等等，這一類人首先必須要調整身體的節奏。

深呼吸吸進新鮮的空氣，並且刻意地描繪，自己將血液慢慢地從頭部、脖子、肩膀、腰部的順序，順暢地循環下去。這麼一來，就會漸漸地去除掉身上不協調的波長。

為了去除掉比較不嚴重的靈障，其實可以先從調整身體的節奏做起。

非常疲累時，大多是血液循環不佳的時候，此時若是稍微做些有氧運動的話，血液循環就會變好，「光」也比較容易進來。之後，再漸漸地放鬆身體，調整呼吸，和緩情緒。

Part 3

「信仰的力量」是健康的關鍵

1 「自己描繪的形象」塑造著「自己的身體」

肉體的本質就像「流動的河川」

我們出生時的體重大概是三千多公克，經過幾十年之後，當初出生時父母給自己的身體，已經全都改變了。

肉體的本質就像「流動的河川」一樣，每一個細胞都將會替換，骨骼也會被替換，頭蓋骨是如此，內臟也是。

不只是出生時的樣子，就連現在的樣子，每一個時刻都在變化著。和一個月之前相比，各位的身體就已經變得不一樣，大部分都已經替換掉了，和一年前相比，幾乎所有的部分都已經變了，每天都會有新的細胞出現，老的細胞消失，這就是實際的情形。

於是，有人會說「自己天生身體很弱」、「這是天生的遺傳」，但這種「維持著和出生時一樣的惡性狀態」，就表示「是自己一直創造著那般狀態的身體」。

創造出疾病的靈性構造

那麼，人是如何維持那一直變化的身體的呢？

其實是自己的心，創造出現在的身體的。自己所描繪的自己的形象，塑造出自己的身體。

當心中持有著惡性的心念、否定性的心念，「自己會生病、會變不幸，終究會死掉，以後就只能依靠他人的同情而過」，一直持有著如此想法，最終就一定會成真。

自己身體的外側，包覆著「幽體」，這是一個非常接近物質界的靈體，而在其中又有著各式各樣的靈體，以多重構造的方式存在著。而從「心」所發散出的想法，「幽體」會全然接收。

因此，當幽體發生異變時，那異變即會出現在肉體上。這就是疾病的根源，疾病幾乎都是從心開始出現的。

當然，也有相反的情形，當肉體遭受到損傷時，有時也會使幽體受傷，而靈體也會因為幽體受傷而出現影響，也有這種惡性循環。

佛教當中所說的「色心不二」，也就是「肉體和心是一體的」，就是指這件事。

人的主人是「心」，這主人的想法、想要變成怎樣，就決定了幽體的樣子，一旦幽體變得不健康，肉體就會隨之出現病變。

從這個角度來看，各位其實是被賦予了巨大的可能性。

或許各位現在正生著病，又或許將來有可能會生病，又或許從過去到現在一直有著病痛，但你必須認識到：「你的身體是你自己從過去塑造過來的，並非是從父母那邊得來之後就一直不變的。」

2 透過「心的力量」，能夠讓身體變健康或生病

「潛在意識」對疾病或健康有著很大的影響

當想要「把手舉起來」的時候，手就會依照自己的意識舉起，然而人體的大部分機能，是依循著「潛在意識」而運行。

是因為各位想要「讓血液流動」，血液才流動的嗎？應該不是這樣吧！心臟也不是各位想要讓心臟跳動才跳動的。呼吸也是自動就會進行的，雖然可以刻意地去深呼吸，但平常身體的呼吸是自動進行

的。

就像這樣，身體的各個部分、各個細胞，幾乎都是在潛在意識下運作的。身體有很多部分，是由潛在意識所支配的。

各位或許沒有察覺到，人是否會生病或者是健康與否，並非是取決於自己可以意識到、可以自由活動的領域，而是受到了潛在意識所支配的領域很大的影響。

人體當中，有著像宇宙星河般數量的細胞。觀察其中一個細胞，或者是住在身體當中的微生物，就會發現內臟就像是銀河般那麼龐大。人體當中其實是有著許多生物，大家共同住在一起。

心念有著「創造出疾病的力量」以及「將疾病治癒的力量」

創造出疾病的力量，是在潛意識下運作的。

比如，若是在表面意識有著惡性意念的話，那麼它就會漸漸地沉澱在深層意識當中。於是，那就會變成形成疾病的意念。

當疾病的意念出現於身體的時候，就會以癌症或是肉體各器官不協調的方式表現出來。肝臟、心臟、肺、腎臟、血管、大腦等等器官的疾病，大多是因為過去幾十年間所發出的惡性意念，沉澱至潛在意識中所引起的。

這潛在意識的部分有著塑造人體的力量，而那力量有時會朝著破壞自己、對自己不利的方向運作。對此如果不多加留意，常常就會引發疾病。

癌症的原因幾乎都是如此。自己在身體當中，培養了破壞自己的細胞，自己的意念當中，有著某種要破壞自己的意念。

而那意念通常是憎恨或恐懼。

過去曾遭受他人悲慘的對待，或者是嚴重的歧視，自己的心中壓抑著憎恨或憤怒的情緒。如此情緒一累積起來，就會變成病念，進而開始在身體裡創造破壞自己的細胞。

然而，既然「自己能創造出破壞的細胞」，那麼反之，自己也有著「將疾病治癒的力量」。換言之，若能夠持有著與破壞自己的意念相反的正面意念的話，「治療疾病的力量」就會開始發揮作用。

3 和癌症搏鬥的關鍵——提高「免疫力」的「信仰的力量」

消除引發疾病的「累積於心中的惡性意念」

患有癌症等疾病的人，在過去的幾十年間，都是有著錯誤的想法或人生觀，憎恨、憤怒、嫉妒、怨恨、辱罵等等，對他人有害的攻擊性的想法或言語，一直累積在心中。

對於這部分必須要清除乾淨才行。透過反省，以及請有某種程度覺悟的人教導，要把心中累積的東西一一地去除掉。

有一部電影叫作「神隱少女」，這部電影的導演似乎和裏側世界中妖怪的世界非常相近。在電影當中有如此一幕，一個小女孩，幫一個全身沾滿汙泥的河神沖熱水洗澡。

心中的意念盡是黑暗之人，就像那河神一樣，全身沾滿著汙泥，現實中有很多像這樣的人。

如果以這種狀態生活，不生病才奇怪。或者，因為事故等等的不幸，不發生在自己或家人的身上才奇怪。

必須要去除那些像汙泥似的惡性意念才行。

疾病可以透過在幸福科學的精舍或支部進行祈願而痊癒，但人本來就有著治癒疾病的力量。

告訴生病之人正確的「心的法則」，讓此人走上正軌，讓心針朝向光明的方向、天上界的方向，如此一來所有的事都將轉好。

擁有「信仰的力量」，讓全部細胞充滿善念，免疫力即會提升

最近的醫學發現，之所以會出現這麼多疾病，是因為人的免疫力出現問題。人本來是可以治癒疾病的，卻因為自己的免疫機能降低，惡性細胞增加，進而產生疾病，最後因病而死。

這個免疫力，其實是可以透過信仰的力量，進而大幅提升的。當然這也是因為此人意念的力量，如果每天都想著「我要為了佛、為了神，以菩薩之姿努力精進」，那麼這股積極的善念將會佈滿全身，感染每一個細胞，進而免疫力就會提升。

於是，初期癌症就能立即治癒。只要免疫力提升，自己就能和癌症奮鬥，進而痊癒。

這股信仰的力量，是可以移轉給他人的。若有著強烈的熱情，想要引導某人，指引此人走向正路，此人若是因此心中散發出光明，那麼免疫力就會大幅提升，進而增加身體各個細胞的力量。

「自己還必須努力！必須要做好工作才行！」如此心念傳遞給各個細胞的話，全身就會燃起力量來。

「自己還有著使命！」若能夠如此想，你就會感覺自己似乎年輕了十歲、二十歲一樣，力量不斷湧現。

4 你是「喜歡生病」的人嗎？

有很多人心中盼望「想要生病」

在疾病當中，雖然有一些是難以迴避的，然而有很多情形，是此人的想法、精神創造出疾病來。

假如對病人說「是因為你喜歡疾病，所以你才生病」，想必對方會很生氣，不過有些人的確是如此。

世上有很多人是因為人際關係失敗、事業失敗，如果不生病就無從逃避。此人認為「只要生病了，所有的事就能得到原諒」、「只要生病了，我的罪就消失了、責任就消失了」，進而迫使自己生病。

有時此人並沒有特別地去想，但其潛在意識卻造成了事實。正是想要生病，所以才會去做一些不健康的事、做奇怪的事，最後就在這重重負擔下而病倒了。

此人會說：「我真不幸啊！命運不放過我！」

況且，只要生病了，就能得到他人的同情。

但是，這樣的人必須要知道，其實是你自己在心中想要生病、想要逃避，所以才引發疾病，這種事情屢見不鮮。

在心中描繪「我要讓自己幸福」的景象

那麼，想要成功的人會是怎麼做呢？

若是自己真的想要成功的話，那麼在身體出現了生病徵兆時，就要知道「這樣下去不行！自己必須要照顧好身體！」

坦然接受家人等等的建議，「原來如此！那我真的必須要改變我的工作方式等等才行！」立刻轉換生活態度。

然而，唯獨擁抱疾病不放的人，即使旁人說了再多的勸告也聽不進去。

即使幾個月前有人提醒「你這樣下去會倒下的」，但此人會覺得「才沒那回事！我還好得很呢！」一味地蠻幹，直到有一天突然病倒為止。

這就是因為對自己不負責任，進而引發了疾病。

真正有責任感的人，會為了避免生病而造成他人困擾，所以會在事前做適度的調整。唯獨不負責的人，才會過度逞強，其結果就是造成他人的麻煩。

心中的景象到底是「要讓自己幸福」？還是「要讓自己不幸、讓自己失敗」？一切緣由就在於此。

5 「祈禱」的力量——高次元的能量充電

獲得天上界的能量的方法

在祈禱當中，有一個「獲得能量的祈禱」。

在這個祈禱當中，要沉靜己心，並對佛神祈禱：「請賜予我無限的能量」、「請賜予我無限的睿智」、「請賜予我無限的愛」。

在祈禱的時候，同時要心想「現在從天上界正賜予我美好的能量」，清楚地在心中描繪那正接受著能量的自己。

比如，「佛的無限的慈愛，現正流入自己心中」。

並且，當覺得自己的身體充滿了無限的慈愛時，接下來就應該要思索，要如何才能將這慈愛放射到世間。

當覺察到「佛的無限力量流入，佛賜予了我力量」、「自己得到了充電」的話，接下來就必須要思索「抱持著如此無限的力量，要如何才能回饋世間？要如何才能為世間貢獻？」

將得到的光能用於世間

對此，其實我經常實踐。每天進行工作，有時就會有身體狀況不好、疲累的時候，此時我必定會去接受來自高級靈的光。

雖然是直接引入天上界的光，但我都是招喚來某位高級靈，請這位高級靈為我充電，當光明進來之後，身體就會出現滿滿的力量，進而能夠去進行下一個工作。

如此祈禱是非常容易實踐的，眾多的高級靈，對此也是很放心地就將光傳導給人們。

而若是得到了光能，抱持著「我要為了世間而使用這光能」的心境是很重要的。

6 治癒疾病的祈禱
——修法「愛爾康大靈 痊癒」

對於創造萬物的佛來說，沒有什麼是不可能的

佛透過佛念，創造了宇宙、創造了太陽、創造了行星、創造了人類、創造了動植物、創造了所有。

如果是透過佛念創造了萬物的佛、透過了佛光讓所有皆現象化的佛，那麼各位身體當中所出現的微不足道的病灶，怎麼可能無法讓它消失呢？

那病灶是人心所創造出來的，當人的心和肉體出現不協調的時候，疾病就會因此產生。人所創造出來的東西，沒有一樣是佛所無法消滅的。

佛是全能的，沒有任何一件事是辦不到的。

佛之所以不為，是因為暫時地委由世間之人去進行，若是佛以其本來的力量，既能一瞬間讓這地球消失，亦能一瞬間讓這地球出現，那即是佛的力量。

治癒疾病的修法「愛爾康大靈 痊癒」

在幸福科學當中，有一個祈禱疾病痊癒的修法，名叫「愛爾康大靈痊癒」（幸福科學會員限定經文《祈願文①》中的〈疾病痊癒祈願〉中的修法）。

此一修法有個前提，那就是修法之人必須要對愛爾康大靈有著信仰心。若沒有信仰心，光則不會流動。若是有信仰心，那麼就能和愛爾康大靈的魂成為一體，光就會開始流動。

使用的方法，其中一個是直接在病人面前進行修法。

另一個即是遠距治療，這個修法的特徵，就是即使相隔兩地，病患沒有在面前也能治療。就算是距離幾百公里效果也相同，即便在地球的另一端也是一樣。

進行修法之人，若是抱持著信仰心，並且打從心底相信「佛能夠自由自在地讓地球消失，亦能讓地球出現，佛是有著那般力量的！」

那麼就能夠摧毀體內的癌細胞，「相信」是無比重要的。

《新約聖經》中記載到，耶穌曾讓幾位死者復活。比如，耶穌對一個叫做拉撒路的人說：「你沒有死，只是睡著了。拉撒路啊！該起床了！」之後，裹著紗布的拉撒路就活了過來，並從墓穴中走出。這樣的事，在歷史上是真實存在的。

現在之所以不能做到，是因為人喪失了相信的力量。就連基督教徒，也不相信耶穌的時代所發生的奇蹟。

死者復活了、失明者重見光明、癱瘓之人重新站起了、水變成了葡萄酒、一小塊麵包分給了幾千人食用等等，這些全都是事實，耶穌將這些變成了現實。

現代的基督教徒或基督教學者說，那些都僅是一種比喻。這是因為他們不知道何謂奇蹟的本質，因為他們不相信佛神的真正力量。

若是能夠相信，所有的力量就會展現。

7 「信仰」具有著解決所有事情的力量

為了保護自己，從三十五歲左右，就要開始建立生活習慣病的對策

現代的疾病幾乎都是「飲食」、「運動不足」、「壓力」這三個原因所引起。

特別是為了保護自己，從三十五歲左右，就要開始建立生活習慣病的對策。為了家人、為了自己的未來，請自己保護自己，不可以太

放縱自己。

那些有著明確原因的疾病，是可以預防的。

若是攝取過量的卡路里、鹽分，持續運動不足的話，罹患疾病只是時間的問題。持續大吃大喝，絕對會引發疾病。

若是為了能夠持續工作，保護家人，養生是非常重要的，請努力地去保護能保護的部分。

起身去運動是需要努力的，既必須要擠出時間來，也必須要忍受某種程度的痛苦。

「很忙」這個想法，其實幾乎是一個藉口。你只是怕麻煩而已，請務必創造出讓自己去運動的時間。不可以老是和公司的人混在一起，你必須要創造出「獨處」的時間。

不可輸給醫院的「黑暗思想」

現在醫院都生意興隆，但是醫院已經成為了「黑暗思想」的集散地，對此不可不小心。

醫生總是會對前來看病的患者，講述最壞的情形，所以請不要輸給那話語。醫生只要一開始說最壞的情形，要是真的變壞了，就沒有醫生的責任，若是病情改善了，醫生就會被認為是醫術高明，所以醫生總是會想要講最壞的情況。

但是，疾病不只是因為飲食過量或運動不足所引起，「心的狀態」也占了疾病一半以上的原因，所以有很多疾病，是能夠透過「心的管理」而治癒。

所以即便被醫生診斷「希望不大了」、「一輩子都治不好」、「一輩子都必須得服藥」，也不可以太過於相信。

「沒有那回事！自己是神子、佛子」、「自己有著能夠治療好自己的治癒力」你必須要強烈地如此認為。「自己能治好自己的身體」，請自己這麼暗示自己。

自己的身體，是至今自己塑造過來的，不管自己有沒有意識到，都是自己創造來的。若是現在的身體出現了疾病，那一定是哪個地方出了差錯，所以你要持續地告訴自己：「我要改變我自己。」於是，你的身體就會開始改變。

幾乎所有的疾病都能治癒。癌症、心臟病、大腦、血液系統等疾病，幾乎所有的疾病，本來都是可以治癒的。

「精進」和「信仰心」能夠治癒疾病

能開啟前方之路，是你自己的精進和信仰心。

首先，你必須要先針對自己能夠做得到的部分，努力精進。

比如，若是一天抽好幾包菸而得了肺癌的話，那麼神明也不會想要去搭救；每天喝的酩酊爛醉，把肝臟搞壞進而生病的話，那也是很難得救。

若是想要治好自己的身體，對於已知的原因，就必須要自己努力去改善。

洗心革面，告訴自己：「不可再這樣下去！我必須要把病治好！為此我必須要精進和信仰！」

在天上界中，有「治癒之力、治癒之光」，那些光將會貫注在那有著信仰心，並努力精進的人身上。講明白一點，就好像學校的老師一樣，老師對於「好孩子」總是會特別關注。

請你變成佛神眼中的「好孩子」，並且抱持著能夠為佛神所關愛的人生態度。為此，平日的檢視己心及精進非常重要。換言之，就是「請重拾純真之心、關愛他人、親切地對待他人」。

對他人的憎恨是侵蝕自己身體之毒

若是探究生病之人的心，就會發現幾乎所有的人心中都有著憎恨或憤怒。

因疾病所苦的人，請試著檢查自己的心。

你有沒有憎恨著某個人呢？

若是你憎恨著某人，首先和此人和解是很重要的。就是因為那憎恨，所以才引發疾病，你必須要停止那憎恨才行。

或許你只是單方面地責備對方，但你不曾站在對方的角度去試想過吧？也沒有站在佛神的角度想過吧？你雖然認為對方是惡人，並且認為「被那傢伙擺了一道！被這個人欺負了！所以我恨他！」但如果這個憎恨而讓你生病的話，那代價就真的太高了。

這不是很愚癡的事嗎？誰會一直喝著毒藥呢？明明知道毒藥會弄壞身體，應該沒有哪個傻子會一直喝毒藥吧！但是實際上，那憎恨、憤怒就是「毒藥」。

一直抱著憎恨是很划不來的。若是因為憎恨而生病的話，那麼你自己就可以治好那疾病，首先請試著「反省」。如此一來，病情就會往好的方向轉變。

只要此人還需要活在世間，就能夠活於世間

當佛神認為此人是個「好孩子」的時候，有時就會想「延長這個人的壽命吧！」

其實，在天上界中會開會討論「要不要延長人的壽命」。絕大部分的情形，都是自作自受，沒什麼話好說，但若是讓天上界決定要延長此人的壽命時，此人的壽命就會被延長。

儘管人無法一直活在世間，但若是此人被天上界判斷還需要活在世間時，此人的疾病的幾乎就能痊癒。

但是，疾病的原因百分之九十幾都是自己的責任。幾乎都是自作自受，要完全一加一減地清算是很難的。

此外，至今活了幾十年的人生，心的傾向性因為慣性的法則，所以要急速地修正也有其難度。

然而，在宗教當中，有著超越世間的理論，讓人重新站起、改變人的力量。

宗教有著從根本改變人的力量，

雖然也有著治療疾病的力量，

但宗教當中有著改變人的力量，
因此，直到最後也不要放棄希望。
不管身於何種苦境，都還有重新站起的機會，
所有問題皆有出路。
一扇門關上了，另一扇門就會打開。
信仰，其實是有著解決所有問題的力量。
然而，各位也須努力。
絕對不可忘記，精進以及信仰的重要。

現代醫學與宗教

要如何思索現代醫學與宗教之間的關係呢？
這是一個很難的題目。

但是，我認為現代醫學也存於佛神的指導下。
若將醫療系統的光明天使，
假設稱之為醫神的話，
那麼若是追溯這醫神的根源，

就必定會找到海爾梅斯神。

此外，有時和西洋醫學對立的東洋醫學，
若是探究其根源，
常常就會追溯到老莊思想或佛教，
過去亦有很多僧侶教導醫術的例子。

當然，對於治癒疾病的宗教，
佛神亦會積極地前去協助。
時而興起奇蹟，
提高人們的信仰心。

此時重要的是，
醫學和宗教的協調和協力。

若是醫師能理解信仰的話，
使用心的力量，應該就能夠治癒更多的疾病！

有時，同時使用話語和藥物，
應該就能夠治癒那疑難疾病。

此外，若是宗教家能夠和醫學的光的部分同心協力，
就能夠拯救更多煩惱的人們吧！

我們的目的是讓人們幸福，
希望醫學和宗教能夠相互協助、合作。

HAPPY SCIENCE

幸福科學集團介紹

幸福科學透過宗教、教育、政治、出版等活動，以實現地球烏托邦為目標。

幸福科學

一九八六年立宗。信仰的對象為地球靈團至高神「愛爾康大靈」。幸福科學信徒廣布於全世界一百多個國家，為實現「拯救全人類」之尊貴使命，實踐著「愛」、「覺悟」、「建設烏托邦」之教義，奮力傳道。

愛

幸福科學所稱之「愛」是指「施愛」。這與佛教的慈悲、佈施的精神相同。信眾透過傳遞佛法真理，為了讓更多的人們能度過幸福人生，努力推動著各種傳道活動。

覺悟

所謂「覺悟」，即是知道自己是佛子。藉由學習佛法真理、精神統一、磨練己心，在獲得智慧解決煩惱的同時，以達到天使、菩薩的境界為目標，齊備能拯救更多人們的力量。

建設烏托邦

我們人類帶著於世間建設理想世界之尊貴使命，而轉生於世間。為了止惡揚善，信眾積極參與著各種弘法活動。

入會介紹

在幸福科學當中，以大川隆法總裁所述說之佛法真理為基礎，學習並實踐著「如何才能變得幸福、如何才能讓他人幸福」。

入會

想試著學習佛法真理的朋友

若是相信並想要學習大川隆法總裁的教義之人，皆可成為幸福科學的會員。入會者可領受《入會版「正心法語」》。

三皈依誓願

想要加深信仰的朋友

想要做為佛弟子加深信仰之人，可在幸福科學各地支部接受皈依佛、法、僧三寶之「三皈依誓願儀式」。三皈依誓願者可領受《佛說・正心法語》、《祈願文①》、《祈願文②》、《向愛爾康大靈的祈禱》。

幸福科學於各地支部、據點每週皆舉行各種法話學習會、佛法真理講座、經典讀書會等活動，歡迎各地朋友前來參加，亦歡迎前來心靈諮詢。

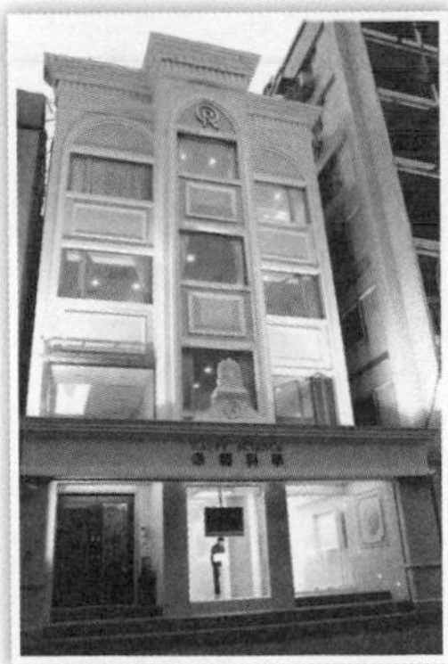

台北支部精舍
台北市松山區敦化北路 155 巷 89 號

幸福科學台灣代表處
台北市松山區敦化北路 155 巷 89 號
02-2719-9377
taiwan@happy-science.org
FB：幸福科學台灣

幸福科學馬來西亞代表處
No 22A, Block 2, Jalil Link Jalan Jalil Jaya 2,
Bukit Jalil 57000, Kuala Lumpur, Malaysia
+60-3-8998-7877
malaysia@happy-science.org
FB：Happy Science Malaysia

幸福科學新加坡代表處
477 Sims Avenue, #01-01, Singapore 387549
+65-6837-0777
singapore@happy-science.org
FB：Happy Science Singapore

心與身體的真實關係 靈性健康生活

心と体のほんとうの関係 スピリチュアル健康生活

作　　者／大川隆法
翻　　譯／幸福科學經典翻譯小組
封面設計／Layla
內文設計／顏麟驊

出版發行／台灣幸福科學出版有限公司
104-029 台北市中山區中山北路三段 49 號 7 樓之 4
電話／ 02-2586-3390　傳真／ 02-2595-4250
信箱／ info@irhpress.tw
法律顧問／第一法律事務所　余淑杏律師

總 經 銷／旭昇圖書有限公司
235-026 新北市中和區中山路二段 352 號 2 樓
電話／ 02-2245-1480　傳真／ 02-2245-1479

幸福科學華語圈各國聯絡處／
台　　灣　taiwan@happy-science.org
地址：台北市松山區敦化北路 155 巷 89 號（台灣代表處）
電話：02-2719-9377
官網：http://www.happysciencetw.org/zh-han
香　　港　hongkong@happy-science.org
新 加 坡　singapore@happy-science.org
馬來西亞　malaysia@happy-science.org
泰　　國　bangkok@happy-science.org
澳大利亞　sydney@happy-science.org

書　　號／978-626-95395-6-7
初　　版／2021 年 12 月
定　　價／380 元

Originally published in Japan as
'*Kokoro to Karada no Hontou no Kankei*'
by IRH Press Co., Ltd. Tokyo Japan

國家圖書館出版品預行編目 (CIP) 資料

心與身體的真實關係：靈性健康生活／大川隆法作；幸福科學經典翻譯小組翻譯. -- 初版. -- 臺北市：台灣幸福科學出版有限公司，2021.12
256 面；14.8×21公分
譯自：心と体のほんとうの関係：スピリチュアル健康生活
ISBN 978-626-95395-6-7（平裝）
1. 心靈療法　2. 身心關係
418.98　　110019975

廣 告 回 信	
台北郵局登記證	
台北廣字第5433號	
平	信

IRH Press Taiwan Co., Ltd.
台灣幸福科學出版有限公司

104-029 台北市中山區中山北路三段49號7樓之4
台灣幸福科學出版　編輯部　收

請沿此線撕下對折後寄回或傳真，謝謝您寶貴的意見！

心與身體的真實關係

大川隆法
Ryuho Okawa

台灣幸福科學出版有限公司

心與身體的真實關係
讀者專用回函

非常感謝您購買《心與身體的真實關係》一書，
敬請回答下列問題，我們將不定期舉辦抽獎，
中獎者將致贈本公司出版的書籍刊物等禮物！

讀者個人資料　　**※本個資僅供公司內部讀者資料建檔使用，敬請放心。**

1. 姓名：　　　　　　　　　性別：□男　□女
2. 出生年月日：西元　　　　年　　　　月　　　　日
3. 聯絡電話：
4. 電子信箱：
5. 通訊地址：□□□-□□
6. 學歷：□國小 □國中 □高中／職 □五專 □二／四技 □大學 □研究所 □其他
7. 職業：□學生 □軍 □公 □教 □工 □商 □自由業□資訊 □服務 □傳播 □出版 □金融 □其他
8. 您所購書的地點及店名：
9. 是否願意收到新書資訊：□願意　□不願意

購書資訊：

1. 您從何處得知本書的訊息：（可複選）□網路書店　□逛書局時看到新書　□雜誌介紹
   □廣告宣傳　□親友推薦　□幸福科學的其他出版品　□其他
2. 購買本書的原因：（可複選）□喜歡本書的主題　□喜歡封面及簡介　□廣告宣傳
   □親友推薦　□是作者的忠實讀者　□其他
3. 本書售價：□很貴　□合理　□便宜　□其他
4. 本書內容：□豐富　□普通　□還需加強　□其他
5. 對本書的建議及觀後感
6. 您對本公司的期望、建議…等等，都請寫下來。

IRH Press Taiwan Co., Ltd.
台灣幸福科學出版有限公司